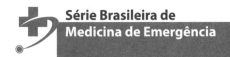

**Série Brasileira de Medicina de Emergência**

**Manual de Simulações em Medicina de Emergência**

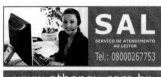

Facebook.com/editoraatheneu  Twitter.com/editoraatheneu  Youtube.com/atheneueditora

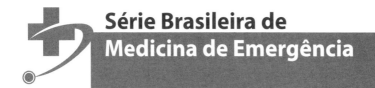

# Série Brasileira de Medicina de Emergência

# Manual de Simulações em Medicina de Emergência

Editor do Volume

**Luiz Ernani Meira Junior**

Coeditores do Volume

**Ana Augusta Maciel de Souza**
**Brendow Ribeiro Alencar**
**Fabiane Mendes de Souza**

Coordenadores da Série

**Luiz Alexandre Alegretti Borges**
**Ariane Coester**

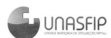 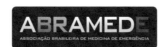 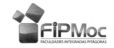

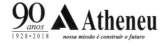

EDITORA ATHENEU

| São Paulo: | Rua Jesuíno Pascoal, 30 |
| | Tel.: (11) 2858-8750 |
| | Fax: (11) 2858-8766 |
| | E-mail: atheneu@atheneu.com.br |
| | |
| Rio de Janeiro: | Rua Bambina, 74 |
| | Tel.: (21)3094-1295 |
| | Fax: (21)3094-1284 |
| | E-mail: atheneu@atheneu.com.br |
| | |
| Belo Horizonte: | Rua Domingos Vieira, 319 — |
| | conj. 1.104 |

*CAPA: Equipe Atheneu*

*PRODUÇÃO EDITORIAL: MKX Editorial*

**CIP - BRASIL. CATALOGAÇÃO NA PUBLICAÇÃO**
**SINDICATO NACIONAL DOS EDITORES DE LIVROS, RJ**

M451m

Meira Junior, Luiz Ernani
Manual de simulações em medicina de emergência / Luiz Ernani
Meira Junior. - 1.ed. - Rio de Janeiro : Atheneu, 2018.
il.    (Série brasileira de medicina de emergência)

Inclui bibliografia
ISBN 978-85-388-0907-4

1. Medicina de emergência. I. Título. II. Série.

18-51657                                                                   CDD: 616.025
                                                                                    CDU: 616-083.98

Vanessa Mafra Xavier Salgado – Bibliotecária – CRB-7/6644
31/07/2018   06/08/2018

*MEIRA JUNIOR, L.E.; SOUZA, A.A.M.; ALENCAR, B.R.; SOUZA, F.M.*

*Manual de Simulações em Medicina de Emergência*

© *EDITORA ATHENEU*

*São Paulo, Rio de Janeiro, Belo Horizonte, 2018.*

# Editor do Volume

### Luiz Ernani Meira Junior

Graduado em Medicina pela Universidade Federal de Juiz de Fora (UFJF). Residência Médica em Cirurgia Geral e do Trauma pela Fundação Hospitalar do Estado de Minas Gerais (FHEMIG) no Hospital João XXIII de Belo Horizonte. Residência Médica em Cirurgia Vascular no Hospital Federal da Lagoa no Rio de Janeiro. Especialização em Cirurgia Endovascular pelo Instituto de Cirurgia Vascular e Endovascular (ICVE) no Hospital Samaritano em São Paulo. Título de Especialista em Cirurgia Vascular e Endovascular pela Sociedade Brasileira de Angiologia e de Cirurgia Vascular (SBACV) e Associação de Medicina Brasileira (AMB). Título de Especialista em Terapia Intensiva pela Associação de Medicina Brasileira (AMIB). MBA Executivo em Saúde pela Fundação Getulio Vargas (FGV). Mestrado em Cuidados Primários em Saúde pela Universidade Estadual de Montes Claros. Atualmente, é plantonista da Unidade de Terapia Intensiva da Irmandade Nossa Senhora das Mercês – Santa Casa de Montes Claros. Plantonista concursado do MG Transplantes na Central de Notificação Captação e Distribuição de Órgãos e Tecidos (CNCDO) em Montes Claros – MG. Instrutor do Advanced Cardiovascular Life Support (ACLS) da American Hart Association (AHA) pela Sociedade Mineira de Terapia Intensiva (SOMITI). Coordenador e Professor do Laboratório de Simulações das Faculdades Integradas Pitágoras de Montes Claros, *Emergency Ultrasound Visiting Fellowship* no Massachusetts General Hospital. Título de Especialista em Medicina de Emergência pela AMB/Associação Brasileira de Medicina de Emergência (ABRAMEDE). Sócio Fundador e Membro da Diretoria da ABRAMEDE-MG. Médico Consultor do Hospital Sírio-Libanês no Projeto Programa de Apoio ao Desenvolvimento Institucional (PROADI) Lean Emergências.

# Coeditores do Volume

### Ana Augusta Maciel de Souza

Graduada em Enfermagem pela Universidade Federal de Minas Gerais (UFMG). Especialista em Administração de Serviços de Saúde pela Universidade de Ribeirão Preto (Unaerp). Mestrado em Ciências pela Universidade Federal de São Paulo (Unifesp). Professora da disciplina Urgência e Emergência no curso de Medicina nas Faculdades Integradas Pitágoras de Montes Claros. Professora do Departamento de Enfermagem da Universidade Estadual de Montes Claros (Unimontes).

### Brendow Ribeiro Alencar

Graduado em Medicina pelas Faculdades Integradas Pitágoras de Montes Claros. Residente de Clínica Médica na Irmandade Nossa Senhora das Mercês – Santa Casa de Montes Claros.

### Fabiane Mendes de Souza

Graduada em Medicina pelas Faculdades Integradas Pitágoras de Montes Claros. Residente de Pediatria na Irmandade Nossa Senhora das Mercês – Santa Casa de Montes Claros.

# Coordenadores da Série

### Luiz Alexandre Alegretti Borges

Vice-Presidente da Associação Brasileira de Medicina de Emergência (ABRAMEDE). Ex-Presidente da ABRAMEDE. Presidente da Associação de Medicina Intensiva Brasileira (AMIB) nos períodos 1991-1993 e 1993-1995. Coordenador da Câmara Técnica de Medicina de Emergência do Conselho Regional de Medicina do Estado do Rio Grande do Sul (CREMERS). Membro da Câmara Técnica de Medicina de Emergência do Conselho Federal de Medicina (CFM). Coordenador da Comissão de Residência Médica (COREME) do Hospital de Pronto-Socorro de Porto Alegre (HPS). Médico Intensivista das Unidades de Terapia Intensiva (UTI) do HPS e do Hospital Nossa Senhora da Conceição de Porto Alegre. Título de Especialista em Medicina Intensiva pela Associação de Medicina Intensiva Brasileira (AMIB). Título de Especialista em Medicina de Emergência pela ABRAMEDE.

### Ariane Coester

Médica Emergencista. Graduada em Medicina pela Universidade Federal do Rio Grande do Sul (UFRGS). Mestre em Epidemiologia pela UFRGS. Especialista em Medicina de Emergência pela Associação Brasileira de Medicina de Emergência (ABRAMEDE).Médica da Prefeitura Municipal de Porto Alegre.

# Revisores Técnicos

### Eduardo Gonçalves

Graduado em Medicina em 1996 pela Universidade Estadual de Montes Claros (Unimontes). Residência Médica em Pediatria pelo Hospital Universitário Clemente Faria – Universidade Estadual de Montes Claros. Emergencista pela Faculdade de Ciências Médicas de Minas Gerais (CMMG). Mestrado Acadêmico em Ciências da Saúde pela Unimontes. Doutorado Acadêmico em Ciências da Saúde pela Unimontes. Experiência na Área de Medicina, com ênfase em Emergências Médicas e Pediátricas, Terapia Intensiva Neonatal e Pediátrica. Professor Assistente de Pediatria do Departamento de Saúde da Mulher e da Criança no Centro de Ciências Biológicas da Unimontes. Professor da Faculdade de Medicina das Faculdades Integradas Pitágoras de Montes Claros (FIPMoc). Preceptor do Programa de Residência Médica em Pediatria na Irmandade Nossa Senhora das Mercês de Montes Claros – Santa Casa de Montes Claros.

### Luciana Mendes Araújo

Graduada em Medicina pela Universidade Federal de Minas Gerais (UFMG). Especialista em Radiologia e Diagnóstico por Imagem pelo Hospital das Clínicas da UFMG. Formação complementar pelo Centro Hospitalar Universitário de Rouen, França (CHU – Rouen). Mestre em Ciências da Saúde pela Universidade Estadual de Montes Claros (Unimontes). Médica Radiologista do Hospital Universitário Clemente de Farias, Montes Claros, MG. Professora das Faculdades Integradas Pitágoras de Montes Claros (FIPMoc) e da Unimontes.

## Paulo Fernando Aguiar

Graduado em Medicina pela Universidade Estadual de Montes Claros (Unimontes). Clínico com Residência MEC pelo Hospital Universitário Clemente de Faria (HUCF). Médico Especialista em Terapia Intensiva pela Associação de Medicina Intensiva Brasileira (AMIB). Especialista em Clínica Médica pela Sociedade Brasileira de Clínica Médica (SBCM) com Área de Atuação em Medicina de Urgência. Coordenador da Unidade de Terapia Intensiva Brasileira (UTI) Adulto do HUCF. Preceptor da Residência de Clínica Médica do HUCF. Plantonista da UTI Geral da Santa Casa de Montes Claros. Professor da Disciplina de Urgência e Emergência do Curso Médico das Faculdades Integradas Pitágoras de Montes Claros (FIPMoc).

## Renata de Carvalho Bicalho Carneiro

Graduada em Medicina pela Universidade Estadual de Montes Claros (Unimontes). Especialista em Clínica Médica pelo Hospital Universitário Clemente de Faria (HUFC). Especialista em Cardiologia pelo Hospital SOCOR de Belo Horizonte. Título pela Medicina Intensiva Brasileira (AMIB) e Sociedade Brasileira de Cardiologia (SBC). Especialista em Ecocardiografia pelo Hospital das Clínicas da Universidade Federal de Minas Gerais (UFMG). Mestre em Infectologia e Medicina Tropical pela Faculdade de Medicina da UFMG. Título pela AMB e Departamento de Ecocardiografia e Imagem Cardiovascular da Sociedade Brasileira de Cardiologia (SBC). Suporte Avançado de Vida em Cardiologia (SAVC) Provedor pela Sociedade Mineira de Terapia Intensiva (SOMITI). Médica plantonista do Centro de Terapia Intensiva (CTI) Coronariano da Santa Casa de Montes Claros. Professora de Clínica Médica I das Faculdades Integradas Pitágoras de Montes Claros (FIPMoc) no Ambulatório de Clínica Médica do Núcleo de Atenção à Saúde e de Práticas Profissionalizantes (NASPP). Professora do Internato de Urgência e Emergência no Laboratório de Simulações (LabSim) das FIPMoc.

# Colaboradores

### Augusto Veloso Lages

Acadêmico de Medicina nas Faculdades Integradas Pitágoras de Montes Claros (FIPMoc).

### Bruno Pires Santos

Acadêmico de Medicina nas Faculdades Integradas Pitágoras de Montes Claros (FIPMoc).

### Caroline Maria Mameluque e Silva

Acadêmica de Medicina nas Faculdades Integradas Pitágoras de Montes Claros (FIPMoc).

### Cecília Rebello Faria

Acadêmica de Medicina nas Faculdades Integradas Pitágoras de Montes Claros (FIPMoc).

### Débora Fonseca Guimarães

Acadêmica de Medicina nas Faculdades Integradas Pitágoras de Montes Claros (FIPMoc).

### Juliana Cristina de Souza

Acadêmica de Medicina nas Faculdades Integradas Pitágoras de Montes Claros (FIPMoc).

### Juliana Stephane Oliveira Fróes

Acadêmica de Medicina nas Faculdades Integradas Pitágoras de Montes Claros (FIPMoc).

### Larissa Maria Oliveira Gonzaga

Acadêmica de Medicina nas Faculdades Integradas Pitágoras de Montes Claros (FIPMoc).

### Vaneska Cordeiro Teixeira

Acadêmica de Medicina nas Faculdades Integradas Pitágoras de Montes Claros (FIPMoc).

### Victor Mendes Ferreira

Acadêmico de Medicina nas Faculdades Integradas Pitágoras de Montes Claros (FIPMoc).

O que eu escuto eu esqueço,
o que eu vejo eu lembro e
o que eu pratico eu entendo.

*Confúcio*

# Apresentação da Série

## SÉRIE BRASILEIRA DE MEDICINA DE EMERGÊNCIA

É com muita alegria que a Associação Brasileira de Medicina de Emergência (ABRAMEDE) apresenta a todos os profissionais que militam na área de Medicina de Emergência esta magnífica *Série Brasileira de Medicina de Emergência*, com enfoque na criança e no adulto, em parceria com a Editora Atheneu, que sem dúvida marcará época, preenchendo uma importante lacuna no meio acadêmico.

A abordagem dos volumes que compõem esta Série é objetiva e dinâmica, facilitando a leitura como se espera numa consulta rápida de pronto-socorro.

Com o lançamento dessas obras, a ABRAMEDE espera contribuir para a formação e capacitação de médicos emergencistas e na prática assistencial dos profissionais que atuam nos Serviços de Emergência.

*Luiz Alexandre Alegretti Borges*
*Coordenador da Série*

# Prefácio

Prezados leitores,

Esta obra coloca em evidência a necessidade de trabalharmos com esta ferramenta de forma rotineira na formação do médico emergencista, pois a Simulação, além de facilitar o aprendizado, permitindo observar o desempenho, facilita o treinamento e proporciona segurança para a execução futura de procedimentos nos pacientes. A Simulação é hoje de extrema importância na prática profissional, no processo de ensino e na pesquisa qualitativa.

Idealmente, todo Centro de Formação do Emergencista deveria ter seu Laboratório de Simulação, e isso é o que vamos estimular.

Esta obra traz com muita clareza e riqueza de detalhes todos os passos dos procedimentos executados, facilitando assim o aprendizado. As fotos ilustrativas são magníficas e por si só compõem um diferencial deste Manual. Os autores, e aqui destaco o trabalho e o entusiasmo do Dr. Luiz Ernani Meira Junior, os editores e os prescritores, estão de parabéns, bem como as Faculdades Integradas Pitágoras de Montes Claros pelo apoio e incentivo. Cumprimento a Editora Atheneu pela qualidade do trabalho, pela iniciativa e pela parceria com a nossa Sociedade.

A Associação Brasileira de Medicina de Emergência (ABRAMEDE) sente-se honrada em validar com sua chancela esta obra de enorme qualificação científica, que rapidamente será referência para a Medicina de Emergência.

*Luiz Alexandre Alegretti Borges*
*Vice-Presidente da ABRAMEDE – Gestão 2018-2019*

# Siglas

**AAS** – Ácido Acetilsalicílico
**ABD** – Água Bidestilada
**ACC** – Antagonista de Canais de Cálcio
**ACLS** – Advanced Cardiac Life Support
**AESP** – Atividade Elétrica Sem Pulso
**AHA** – American Heart Associaton
**AMP** – Ampola
**ATLS** – Advanced Trauma Life Support
**AVE** – Acidente Vascular Encefálico
**BAV** – Bloqueio Atrioventricular
**BIA** – Balão Intra-aórtico
**BIC** – Bomba de Infusão Contínua
**BLS** – Basic Life Support
**BPM** – Batimentos Por Minuto
**BRAII** – Bloqueador do Receptor de Angiotensina II
**CDI** – Cardiodesfibrilador Implantável
**CDT** – Controle Direcionado de Temperatura
**CKMB** – Creatinoquinase MB
**CN** – Cateter Nasal
**CPK** – Creatinofosfoquinase
**CTI** – Centro de Terapia Intensiva
**DEA** – Desfibrilador Externo Automático
**DPOC** – Doença Pulmonar Obstrutiva Crônica
**EAP** – Edema Agudo de Pulmão
**ECG** – Eletrocardiograma
**EV** – Endovenoso
**FAST** – Focused Assesment with Sonography for Trauma

XXII ■ Série Brasileira de Medicina de Emergência

**FC** – Frequência Cardíaca
**FIPMoc** – Faculdades Integradas Pitágoras de Montes Claros
**FiO$_2$** – Fração Inspirada de Oxigênio
**FR** – Frequência Respiratória
**FV** – Fibrilação Ventricular
**IAM** – Infarto Agudo do Miocárdio
**IAMCSST** – Infarto Agudo do Miocárdio Com Supra do Segmento ST
**IAMSSST** – Infarto Agudo do Miocárdio Sem Supra do Segmento ST
**ICP** – Intervenção Coronariana Percutânea
**IECA** – Inibidor da Enzima Conversora de Angiotensina
**IOT** – Intubação Orotraqueal
**IRPM** – Incursões Respiratórias Por Minuto
**IV** – Intravenosa
**LabSim** – Laboratório de Simulações
**MAF** – Máscara de Alto Fluxo
**MOV** – Monitor – Oxigênio – Veia
**MP** – Marca-Passo
**MV** – Murmúrio Vesicular
**OSCE** – Objective Structured Clinical Examination (Exame Clínico Objetivo Estruturado)
**O$_2$** – Oxigênio
**PA** – Pressão Arterial
**PAD** – Pressão Arterial Diastólica
**PAM** – Pressão Arterial Média
**PAS** – Pressão Arterial Sistólica
**PaO$_2$** – Pressão Arterial de Oxigênio
**PaCO$_2$** – Pressão Arterial de Gás Carbônico
**PCR** – Parada Cardiorrespiratória
**PS** – Pronto-Socorro
**PTTa** – Tempo de Tromboplastina Parcial Ativado
**RCE** – Retorno da Circulação Espontânea
**RCP** – Ressucitação Cardiopulmonar
**RNI** – Razão Normalizada Internacional
**rTPA** - Alteplase
**SAV** – Suporte Avançado de Vida
**SAMU** – Serviço de Atendimento Móvel de Urgência
**SBV** – Suporte Básico de Vida
**SC** – Subcutâneo
**SCA** – Síndrome Coronariana Aguda
**SF0,9%** – Soro Fisiológico a 0,9%
**SGI5%** – Soro Glicosado Isotônico a 5%

**SNG** – Sonda Nasogástrica
**SpO$_2$** – Saturação periférica de Oxigênio
**SVD** – Sonda Vesical de Demora
**TC** – Tomografia Computadorizada
**TEP** – Tromboembolia Pulmonar
**TV** – Taquicardia Ventricular
**TVSP** – Taquicardia Ventricular Sem Pulso
**TVP** – Trombose Venosa Profunda
**USG** – Ultrassonografia
**UTI** – Unidade de Terapia Intensiva
**VD** – Ventrículo Direito
**VNI** – Ventilação Não Invasiva

# Sumário

**1** A Simulação como Metodologia Ativa na Disciplina de Urgência e Emergência, 1
*Luiz Ernani Meira Junior*

**2** Estruturando o LabSim, 5
*Ana Augusta Maciel de Souza*

**3** Treinando Habilidades, 13
*Ana Augusta Maciel de Souza*
*Fabiane Mendes de Souza*
*Luiz Ernani Meira Junior*

**4** Elaborando um Caso Clínico, 15
*Ana Augusta Maciel de Souza*
*Fabiane Mendes de Souza*
*Luiz Ernani Meira Junior*

**5** Avaliando o Estudante na Simulação, 19
*Ana Augusta Maciel de Souza*
*Fabiane Mendes de Souza*
*Luiz Ernani Meira Junior*

XXVI ■ Série Brasileira de Medicina de Emergência

**6** **Realizando o *Debriefing*, 21**
*Ana Augusta Maciel de Souza*
*Fabiane Mendes de Souza*
*Luiz Ernani Meira Junior*

**7** **Aplicando o Módulo I – *Advanced Trauma Life Support* (ATLS), 23**
*Ana Augusta Maciel de Souza*
*Fabiane Mendes de Souza*
*Luiz Ernani Meira Junior*

**7.1** Técnicas Não Invasivas de Obtenção e Manutenção da Permeabilidade das Vias Aéreas – Vias Aéreas 1, 25
*Ana Augusta Maciel de Souza*
*Fabiane Mendes de Souza*
*Luiz Ernani Meira Junior*

**7.2** Técnicas Não Invasivas de Obtenção e Manutenção da Permeabilidade das Vias Aéreas – Vias Aéreas 2, 32
*Fabiane Mendes de Souza*
*Luiz Ernani Meira Junior*

**7.3** Avaliação da Ventilação e Trauma Torácico, 49
*Brendow Ribeiro Alencar*
*Fabiane Mendes de Souza*
*Luiz Ernani Meira Junior*

**7.4** Circulação e Choque no Trauma, 62
*Luiz Ernani Meira Junior*

**7.5** Avaliação Neurológica e Exposição no Trauma, 65
*Luiz Ernani Meira Junior*

**8** **Aplicando o Módulo II – ACLS, 69**
**8.1** Suporte Básico de Vida no Adulto, 71
*Luiz Ernani Meira Junior*
*Paulo Fernando Aguiar*
*Eduardo Gonçalves*

**8.2** Suporte Avançado de Vida no Adulto, 82
*Eduardo Gonçalves*
*Paulo Fernando Aguiar*
*Caroline Maria Mameluque e Silva*
*Débora Fonseca Guimarães*
*Brendow Ribeiro Alencar*

**8.3** Ritmos Chocáveis de Parada Cardiorrespiratória, 96
*Eduardo Gonçalves*
*Paulo Fernando Aguiar*
*Caroline Maria Mameluque e Silva*
*Débora Fonseca Guimarães*

**8.4** Ritmos Não Chocáveis de Parada Cardiorrespiratória, 101
*Eduardo Gonçalves*
*Paulo Fernando Aguiar*
*Caroline Maria Mameluque e Silva*
*Débora Fonseca Guimarães*

## *9* Aplicando o Módulo III – Urgências Cardiológicas, 115

**9.1** Dor Torácica, 115
*Fabiane Mendes de Souza*
*Renata de Carvalho Bicalho Carneiro*
*Brendow Ribeiro Alencar*

**9.2** Síndrome Coronariana Aguda, 130
*Brendow Ribeiro Alencar*
*Augusto Veloso Lages*
*Cecília Rebello Faria*
*Renata de Carvalho Bicalho Carneiro*

**9.3** Taquiarritmias, 154
*Fabiane Mendes de Souza*
*Renata de Carvalho Bicalho Carneiro*
*Paulo Fernando Aguiar*
*Brendow Ribeiro Alencar*

**9.4** Bradiarritmias, 167
*Fabiane Mendes de Souza*
*Renata de Carvalho Bicalho Carneiro*
*Paulo Fernando Aguiar*
*Brendow Ribeiro Alencar*

## *10* Módulo IV – Urgências Clínicas no Adulto, 175

**10.1** Emergência Hipertensiva, 175
*Luiz Ernani Meira Junior*
*Victor Mendes Ferreira*
*Larissa Maria Oliveira Gonzaga*
*Brendow Ribeiro Alencar*

XXVIII ■ Série Brasileira de Medicina de Emergência

**10.2** Insuficiência Respiratória Aguda, 180
*Luiz Ernani Meira Junior*
*Victor Mendes Ferreira*
*Larissa Maria Oliveira Gonzaga*
*Brendow Ribeiro Alencar*

**10.3** Intoxicações Exógenas, 187
*Luiz Ernani Meira Junior*
*Victor Mendes Ferreira*
*Larissa Maria Oliveira Gonzaga*
*Brendow Ribeiro Alencar*

## 11 Emergências em Pediatria, 197
*Fabiane Mendes de Souza*

## 12 Ultrassonografia *Point-of-Care*, 199
*Luiz Ernani Meira Junior*

**Bibliografia, 201**

**Apêndices, 203**
Regulamento do LabSim FIPMoc, 203
Avaliação das Aulas de Simulações em Urgência e
Emergência, 210
*Check list de Suporte Básico de Vida em Atendimento
Cardiovascular*, 211
Prova Prática, 212
Ficha de Avaliação Ultrassom *Point of Care*, 213
Termo de Empréstimo de Material, 216
Agendamento do Uso LabSim, 217
Termo de Ciência de Uso do Laboratório, 218

**Índice Remissivo, 219**

# Capítulo 1

# A Simulação como Metodologia Ativa na Disciplina de Urgência e Emergência

Luiz Ernani Meira Junior

A educação médica representa um desafio principalmente após a globalização e os avanços tecnológicos. Com as frequentes mudanças, torna-se necessária a formação de profissionais cada vez mais especializados, tecnicamente competentes, humanos e capazes de resolver problemas em diferentes contextos. O ensino médico se dá por meio da transmissão de conhecimentos, habilidades e atitudes médicas.

Até então, o treinamento das habilidades necessárias à formação médica era realizado predominantemente dentro dos hospitais, utilizando o paciente real como objeto de prática. Durante o ensino médico, o professor, ao mesmo tempo que se preocupa com o treinamento, deve atentar para a segurança do paciente. Sabemos que todo o processo de ensino-aprendizagem na área de saúde deve seguir os preceitos da bioética. Contudo, ao usar o paciente como objeto de treinamento colocamos sua integridade em risco por exposição física e psicológica.

A educação médica baseada em simulação é uma metodologia de ensino relativamente nova, que contribui na solução desse problema, propiciando aos acadêmicos de Medicina o desenvolvimento de habilidades de maneira teórico-prática integrada, com maior segurança para o paciente, para o professor e para o próprio estudante. Dentre as inúmeras inovações no ensino médico, o emprego do treinamento de habilidades avançadas e as simulações clínicas em urgência e emergência representam uma importante ferramenta de aperfeiçoamento da formação profissional.

O primeiro relato de laboratórios de habilidades para treinamento na área de saúde foi em 1975, na Faculdade de Medicina da Universidade de Limburg, em Maastricht, Holanda. No Brasil, o primeiro laboratório de habilidades foi instalado em 1998, na Universidade Estadual de

## 2 ■ Série Brasileira de Medicina de Emergência

Londrina. Em 2006, foi inaugurado o Laboratório de Habilidades e Simulação da Faculdade de Medicina da Universidade de São Paulo.

Com o uso de técnicas de simulação, o estudante tem a oportunidade de adquirir habilidades variadas, repetindo os procedimentos diagnósticos ou terapêuticos quantas vezes forem necessárias, até atingir o estágio necessário de domínio. A execução da tarefa é observada de modo que as devidas correções sejam feitas de imediato e o estudante receba os devidos comentários sobre sua atuação.

Operando em condições de simulação, o processo de aprendizado envolvendo a prática repetida não vai representar risco ou desconforto para pacientes reais. Além disso, o emprego das técnicas de simulação permite que se ofereçam as mesmas oportunidades de aprendizado, prática e treinamento para todos os estudantes de maneira mais homogênea, sem depender das circunstâncias e do acaso envolvidos no aprendizado baseado em situações reais. Desse modo, os estudantes vão se encontrar muito mais preparados quando, na etapa de treinamento em serviço, se defrontarem com situações em que irão precisar executar o procedimento diagnóstico e terapêutico.

Destaca-se que a utilização de simulações envolvendo modelos anatômicos, manequins e simuladores em geral vem sendo considerada um poderoso fator de redução de erros e de melhora do desempenho profissional.

Os simuladores são instrumentos que podem ser utilizados de diferentes maneiras, a fim de reproduzir total ou parcialmente uma situação. São classificados como simuladores de baixa, média e alta fidelidade. Os de baixa fidelidade são manequins estáticos sem interação, indicados para o treinamento de procedimentos técnicos. Os de média fidelidade possuem sons respiratórios e cardíacos e permitem monitorização do traçado de eletrocardiograma, podendo apresentar sons pré-gravados, como tosse, vômito, gemido. São indicados para o treinamento de habilidades como a identificação de parada cardiorrespiratória e o início de manobras de reanimação. Os simuladores de alta fidelidade são manequins de corpo inteiro que apresentam respostas fisiológicas controladas por computador.

A partir de então, várias universidades e faculdades de Medicina criaram ou aperfeiçoaram seus laboratórios de habilidades e simulação. O curso de Medicina das Faculdades Integradas Pitágoras de Montes Claros (FIPMoc), desde sua criação, tem-se preocupado com a qualidade da formação dos seus estudantes. Isso tem-se evidenciado pela formulação de um currículo sólido e moderno, por incentivo a inovações conceituais e metodológicas, além do estímulo aos professores. Diante desse contexto, em uma ação inovadora, a Faculdade de Medicina das FIPMoc inaugurou em junho de 2011 o seu Laboratório de Simulações – LabSim. Iniciamos com as atividades no segundo semestre de 2011, com a disciplina de Urgência e Emergência, para o oitavo período da Medicina. O LabSim é atualmente um centro de referência em ensino de Urgência e Emergência tanto para graduação dos cursos de Medicina como para cursos de pós-graduação ou de extensão para todas as áreas da saúde.

Uma das principais áreas em que o ensino das habilidades esbarra nos preceitos bioéticos é a Urgência e Emergência. Nesse âmbito, deparamo-nos com pacientes graves e com risco iminente de morte. Muitas vezes, durante a graduação, o estudante tem um aprendizado teórico na disciplina de Urgência e Emergência e, nas atividades práticas, comporta-se como observador passivo. Ao se formar, esse novo profissional tem que executar procedimentos sem antes, na graduação, ter tido a oportunidade de fazê-los sozinho. O treinamento dessas habilidades médicas tem um papel fundamental não só na formação do futuro médico, mas também na necessidade de manter-se em um programa de educação continuada. Por essas razões, o LabSim tem como foco o treinamento das habilidades em Urgência e Emergência.

Inspirado no trabalho do professor Augusto Scalabrini e da professora Carolina Brandão, esse MANUAL é um consolidado do trabalho que estamos realizando nas FIP-Moc, um "COMO EU FAÇO", e tem como objetivo orientar nossos professores sobre o funcionamento do Laboratório de Simulação – LabSim, assim como divulgar para outros serviços nosso trabalho, estimulando e promovendo a troca de experiências.

Mais do que ser um grande laboratório ou ter inúmeros e avançados manequins de simulação, o que realmente importa é contar com uma equipe de professores capacitados, valorizados e comprometidos com o ensino. Seja utilizando atores com maquiagem e/ou manequins de baixa, média e alta fidelidade para treinamento de habilidades, trabalhamos para que os estudantes da graduação de Medicina saiam da faculdade com um conhecimento sólido sobre as principais práticas na área de urgência e emergência.

Agradeço a toda a equipe de professores do LabSim e a nossos acadêmicos monitores que ajudaram na elaboração deste livro e, em especial, à Prof.ª Enfermeira Ana Augusta Maciel, sem a qual ele não teria sido escrito. Agradeço também ao Prof. Dr. Antônio Prates Caldeira, coordenador do curso de Medicina, e à Prof.ª Maria de Fátima Turano, Diretora Executiva das Faculdades Integradas Pitágoras de Montes Claros, por acreditarem e incentivarem nosso trabalho, tornando possíveis a criação e o permanente aperfeiçoamento do laboratório.

# Capítulo 2

# Estruturando o LabSim

Ana Augusta Maciel de Souza

A estrutura do LabSim foi planejada pensando em propiciar aos estudantes o treinamento de habilidades contextualizadas e de protocolos clínicos com base em situações que poderiam ser reais, mediante simulações. Para sua estruturação, foi necessária a concepção de uma planta física com um espaço adequado contemplando três salas (estações).

- Sala 1: destinada às práticas do módulo I – Advanced Trauma Life Support (ATLS) – e módulo II – Advanced Cardiovascular Life Support (ACLS) (**Figura 2.1**);
- Sala 2: destinada às práticas das urgências pediátricas (**Figura 2.2**); e
- Sala 3: destinada às práticas de urgências clínicas no adulto e urgências cardiológicas (**Figura 2.3**).

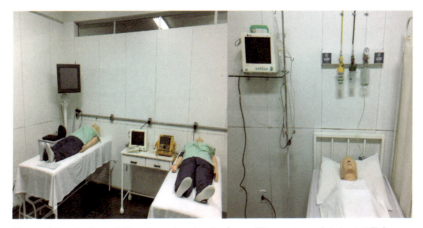

**Figura 2.1** – *Sala LabSim 1 – destinada às práticas do módulo I ATLS e do módulo II ACLS.*

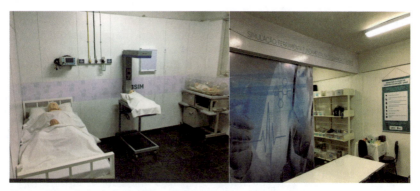

**Figura 2.2** – *Sala LabSim 2 – destinada às práticas das urgências pediátricas.*

Ressalta-se que não existe uma norma definida sobre o número ideal de salas; o LabSim foi adaptado conforme a necessidade e realidade de nosso projeto.

As salas são amplas, com boa iluminação, recurso audiovisual de qualidade que proporciona a gravação e reprodução das simulações no momento do debriefing. A ventilação foi bem planejada, considerando a real necessidade de preservação dos equipamentos/manequins e maior conforto para os estudantes.

A equipe de trabalho atualmente é composta por: um professor coordenador médico, responsável direto pelo laboratório; seis professores; coordenadora administrativa; coordenador dos técnicos de laboratório; técnicos de laboratório; e quatro acadêmicos monitores (sendo dois para o ATLS e dois para o ACLS). Um dos maiores desafios foi a formação de uma equipe que compartilhasse a proposta da metodologia da simulação e estivesse aberta e disposta a mudanças e treinamentos, sempre que necessário.

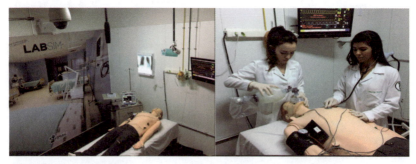

**Figura 2.3** – *Sala LabSim 3 – destinada as práticas de urgências clínicas no adulto e urgências cardiológicas.*

A escolha do material permanente e de consumo foi um dos passos iniciais na estruturação do laboratório. Para a definição de quais e quantos equipamentos e manequins seriam suficientes para atender à demanda, estabeleceram-se quais conteúdos/habilidades seriam trabalhados e quais as estratégias que seriam incorporadas; então, foram elaborados os protocolos de cada conteúdo. A compra do material foi guiada pela disponibilidade da instituição e pelo foco proposto.

Vários modelos de manequins para treinar algumas das habilidades necessárias à formação foram adquiridos - desde manequins para punção venosa superficial e profunda, cateterismo vesical, intubação, até simuladores computadorizados de alta tecnologia, que permitem alta fidedignidade (**Figuras 2.4** e **2.5**). Todo o material permanente e de consumo necessário às diferentes práticas encontra-se armazenado nas respectivas salas, sob responsabilidade da equipe. O acervo é bem controlado, além de ser realizada manutenção periódica.

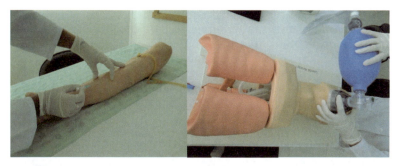

**Figura 2.4** – *Manequins para treinar punção venosa periférica e suporte ventilatório.*

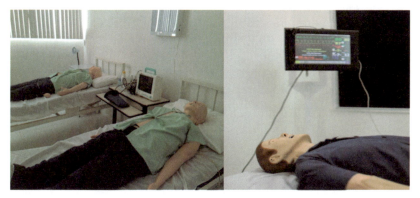

**Figura 2.5** – *Manequins computadorizados de alta tecnologia.*

# 8 ■ Série Brasileira de Medicina de Emergência

O mobiliário para cada sala é constituído de macas, carrinho de emergência, camas, berços (comum e aquecido), incubadora, bancos, mesas, negatoscópio, quadros brancos e outros que permitam simular desde cenários simples até os mais complexos. Sistema audiovisual foi instalado contemplando computador, televisão, câmera e som.

Foram elaborados protocolos das aulas de simulação para auxiliarem na seleção do material e também serem ferramentas eficazes para a equipe orientar-se quanto ao objetivo de cada aula. São inseridos elementos indispensáveis ao protocolo, como o objetivo geral, objetivo específico, materiais necessários, técnica para sua realização, casos clínicos e referências. Esses protocolos são revisados e atualizados constantemente pelos professores.

Quanto aos recursos materiais, são elaborados inventário do material, fluxograma para aquisição dos recursos de consumo, avaliação da qualidade do material e estratégia da manutenção preventiva e corretiva. Os recursos administrativos englobam o regimento do laboratório, manual de procedimentos de cada aula, controle do material de consumo e permanente, termo de consentimento para o ambiente simulador e avaliação das aulas.

São utilizadas diversas ferramentas para garantir um trabalho de qualidade no LabSim, que é configurado como uma atividade de educação dinâmica, relacional e que incorpora diferentes tipos de tecnologia. Sua gestão implica um conjunto de funções/atividades desenvolvidas por uma equipe com habilidades e conhecimentos específicos necessários às diversas dimensões que configuram a prática de simulação.

Inauguramos em 2017 um novo modelo de laboratório, com ampliação de nosso espaço, com novas estações de simulação, incluindo salas para atendimento ao trauma, suporte avançado de vida, bloco cirúrgico com área de escovação cirúrgica, UTI, bloco obstétrico, UTI neonatal e pediátrica, além de sala para treinamento em ultrassom point of care e um consultório simulado. Esse espaço, que foi denominado UNASFIP (unidade avançada de simulação das FiPMoc), permitirá aos alunos uma maior proximidade com a realidade prática, com uma ampla variedade de simulações (**Figuras 2.6** a **2.15**).

Estruturando o LabSim ■ 9

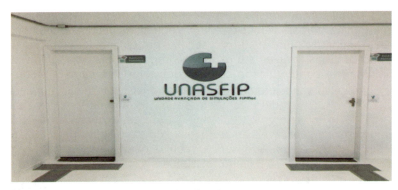

**Figura 2.6** – *Unidade avançada de simulação.*

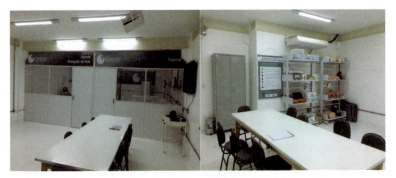

**Figura 2.7** – *Sala de simulação de suporte avançado de vida e trauma.*

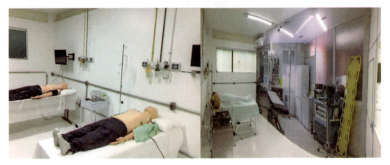

**Figura 2.8** – *Sala de simulação de suporte avançado de vida e trauma.*

10 ■ Série Brasileira de Medicina de Emergência

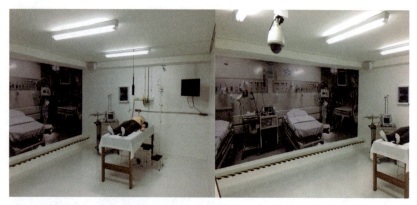

**Figura 2.9** – *Sala de simulação de CTI.*

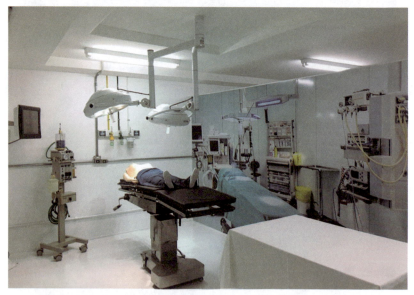

**Figura 2.10** – *Sala de simulação de centro cirúrgico.*

Estruturando o LabSim ■ 11

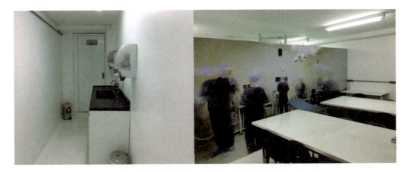

**Figura 2.11** – *Salas de escovação e paramentação e sutura.*

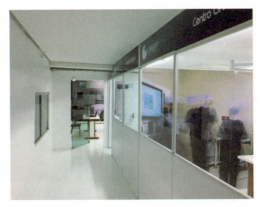

**Figura 2.12** – *Corredor de acesso ao CTI e centro cirúrgico.*

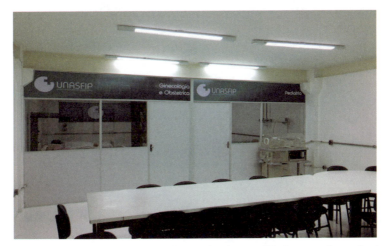

**Figura 2.13** – *Sala de simulação de urgências pediátricas e ginecologia e obstetrícia.*

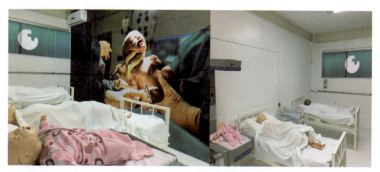

**Figura 2.14** – *Sala de simulação de ginecologia e obstetrícia.*

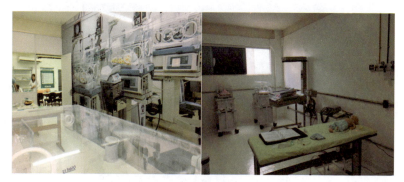

**Figura 2.15** – *Sala de simulação de urgências pediátricas.*

# Capítulo 3

# Treinando Habilidades

Ana Augusta Maciel de Souza
Fabiane Mendes de Souza
Luiz Ernani Meira Junior

O uso da simulação no ensino de habilidades e treinamento de protocolos consiste em uma metodologia ativa de ensino - aprendizagem centrada no estudante. Utilizamos simuladores de baixa, média e alta fidelidade que reproduzem de maneira próxima da realidade os procedimentos a serem trabalhados. Além das habilidades técnicas, são também trabalhadas as habilidades comportamentais e a tomada de decisão clínica, já que o treinamento se faz de maneira contextualizada, em casos clínicos e protocolos integrados ao currículo.

É necessário conhecimento teórico prévio, definição de todo o material a ser utilizado e *checklists* a serem trabalhados. É fundamental organização, padronização e sistematização de todas as atividades, em um ambiente controlado. Com a participação ativa dos estudantes, é obtido um ambiente de aprendizado, onde há uma retroalimentação mediante a repetição e a discussão para a construção do conhecimento.

O LabSim trabalha com a disciplina de Urgência e Emergência no 8º e 11º períodos do curso de Medicina. Nesse momento, os estudantes chegam ao laboratório com conhecimentos básicos adquiridos em períodos anteriores. A ementa da disciplina é disponibilizada com as referências adotadas em cada período e os *checklists* a serem trabalhados. Os estudantes são apresentados ao laboratório, seus materiais, os manequins e seu funcionamento. Ao longo do curso são ministradas aulas teóricas sobre os protocolos e procedimentos e apresentados vídeos tutoriais dos procedimentos – em situações reais e de simulações. Nas aulas práticas, trabalham-se as habilidades contextualizadas em casos clínicos e avaliadas por meio de *checklists* específicos.

Todos os materiais necessários para cada estação de treinamento são separados em uma sala específica do laboratório. Na preparação para cada aula, os manequins são testados e os insumos dispostos sobre a bancada. (**Figura 3.1**). Os técnicos do laboratório, fazem uma checagem pré e pós-aula de todo o material utilizado.

O trabalho é desenvolvido com grupos pequenos de seis a oito estudantes que, ao chegarem para a aula, guardam seus materiais no escaninho fora do laboratório e recebem orientação sobre todas as regras de uso do LabSim. Devem já ter estudado o tema abordado e ter em mãos o *checklist* dos procedimentos e os protocolos a serem trabalhados. Os acadêmicos monitores acompanham algumas aulas e nas sessões de monitoria dispõem de outro momento de treinamento livre com os estudantes,.

Cada aula prática tem como foco uma habilidade ou um pequeno grupo de habilidades correlatas. Ensinam-se, simultaneamente, os passos dos protocolos e as habilidades práticas envolvidas naquela parte do protocolo. As habilidades são trabalhadas passo a passo, seguindo o *checklist*, um quesito de cada vez (p. ex., ventilar, colocar cânula de Guedel e intubar) e repetindo quantas vezes forem necessárias sob a supervisão do professor facilitador, que interage com os estudantes. O facilitador tem o papel de orientador, que eventualmente participa também com o papel de expositor, realizando sempre um *feedback* positivo e intervenções corretivas oportunas. Os protocolos são abordados de maneira fragmentada e, depois, integrados em casos clínicos, até a avaliação completa ao final do período.

Há muito para evoluir no quesito facilitador. Observa-se um modelo híbrido de professores que fazem exposições e intervenções teóricas e facilitadores que permitem o protagonismo aos estudantes. Ainda existe por parte tanto dos professores quanto dos estudantes uma dificuldade em abandonar o modelo tradicional de ensino, e isso prejudica a utilização da metodologia da simulação em sua plenitude. Contudo, mesmo assim, essa estratégia de ensino gera avaliação positiva por parte dos estudantes e reflete-se satisfatoriamente nas *performances* no internato e ao final do curso.

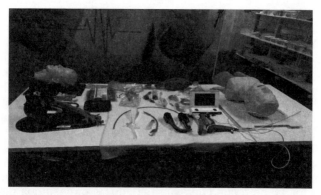

**Figura 3.1** – *Preparo do material para uma estação.*

# Capítulo 4

# Elaborando um Caso Clínico

Ana Augusta Maciel de Souza
Fabiane Mendes de Souza
Luiz Ernani Meira Junior

Para exemplificar como são elaborados os casos clínicos simulados, apresentam-se a seguir procedimentos de um modelo sobre um caso de trauma:

1. Escolher a temática do caso.
2. Especificar os objetivos da aula: estabelecer o que se quer trabalhar no caso (um diagnóstico, uma decisão clínica, uma habilidade técnica) e detalhar os passos a serem seguidos dentro da proposta do caso.
3. Definir o local onde o caso ocorre e quais serão os participantes.
4. Definir os materiais necessários para o caso clínico simulado.
5. Descrever o caso: história geral, mecanismo de trauma e dados a que o estudante terá acesso antes de iniciar o caso.
6. Definir se o paciente chegará com ou sem intervenção.
7. Apresentar dados do paciente, tendo em vista as seguintes considerações:
   - No caso de trauma, é usado também um manequim real - estudante de medicina treinado e maquiado representando o paciente;
   - O estudante encena alguns sinais e sintomas como taqui-dispneia, nível de consciência, reações de dor, entre outros;
   - São realizadas maquiagens simulando as lesões e alguns achados clínicos (palidez, escoriações, cortes, fraturas, sinais de fratura de base de crânio etc.);
   - Informações sobre dados vitais que não são apresentados no manequim real e a evolução na vigência ou ausência de determinadas ações são fornecidas pelo instrutor no decorrer do caso.

> Caso o estudante negligencie algum passo do atendimento, deixando de tomar alguma ação necessária, o paciente imediatamente apresentará uma piora do quadro, proporcional à ação negligenciada. À medida que vai examinando o paciente, o estudante vai sendo informado sobre os achados, pelo instrutor. As informações oferecidas aliadas à maquiagem e ao desempenho do paciente simulado vão construindo o caso a ser atendido.

8. Elaborar orientações de interesse dos participantes:
   - Para o estudante avaliado: informações que o estudante a ser avaliado recebe antes do caso; as demais informações serão prestadas no decorrer do caso, pelo manequim e/ou pelo instrutor;
   - Para o instrutor: todas as informações do caso e as possibilidades de evolução programadas, na dependência da condução do caso pelo estudante;
   - Para o estudante que representa o paciente simulado: suas lesões (maquiagem), frases ou sons a serem emitidos e respostas a determinadas ações do estudante que ocupa o papel do médico (**Figuras 4.1** a **4.5**).

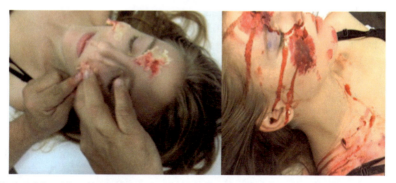

**Figura 4.1** – *Uso de manequim real (estudante treinada e maquiada representando o paciente).*

9. Estabelecer a metodologia do *debriefing:*
   - Discussão do *checklist;*
   - Análise do vídeo;
   - Discussão das habilidades envolvidas no caso.

Regras do *debriefing:*
- A flexibilidade quanto à sessão de *debriefing* deve ser baseada na *performance* do estudante como um todo e não apenas no plano terapêutico necessário ao caso.
- Foco na identificação e correção dos erros de acordo com os passos dos protocolos e de habilidades práticas.
- Estímulo à discussão do grupo.

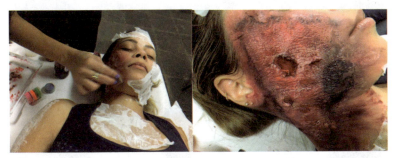

**Figura 4.2** – *Passo a passo da maquiagem em estudante treinada representando o paciente.*

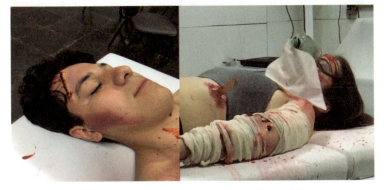

**Figura 4.3** – *Estudantes treinados representando o paciente.*

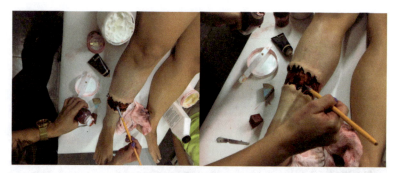

**Figura 4.4** – *Preparo do estudante treinado representando o paciente.*

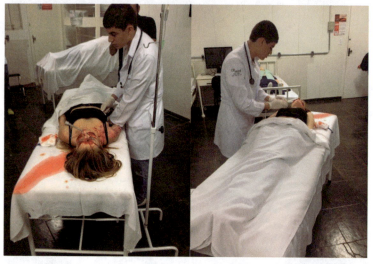

**Figura 4.5** – *Atendimento realizado pelo estudante na simulação.*

# Capítulo 5

# Avaliando o Estudante na Simulação

Ana Augusta Maciel de Souza
Fabiane Mendes de Souza
Luiz Ernani Meira Junior

O método de avaliação do acadêmico é tão importante quanto as estratégias de ensino. No LabSim, trabalha-se com avaliação permanente. A cada encontro, avaliam-se presença, participação e desempenho nas simulações. Os estudantes vão reunindo as habilidades treinadas e contextualizadas em cada etapa para, ao final, serem submetidos a casos clínicos completos, consolidando o aprendizado.

Segundo o modelo hierárquico de avaliação de competências clínicas proposto por George Miller em 1990, além de saber o conteúdo, o estudante precisa "saber como", "mostrar como" e "fazer". Diante disso, a simulação desponta como metodologia ativa de ensino-aprendizagem. Com o uso da simulação, pode-se avaliar o estudante no requisito "fazer", sem colocar em risco o paciente.

Durante cada módulo, a preocupação está em passar aos estudantes todo o conteúdo teórico na forma de palestras, material impresso e vídeos de procedimentos. Nas práticas, são abordadas habilidades contextualizadas, incluindo aspectos comportamentais como liderança, trabalho em equipe, tomada de decisões e postura ética. Optou-se por utilizar indiretamente o método Exame Clínico Objetivo e Estruturado – OSCE durante essa fase.

No final de um módulo, os estudantes são submetidos a uma prova teórica, com questões objetivas e discursivas, que avalia os aspectos cognitivos do tema. Há também uma prova prática para avaliar todas as habilidades treinadas em um caso clínico, desde seu início até o desfecho - anamnese, exame físico, raciocínio clínico, tomada de decisões bem fundamentadas e execução correta de procedimentos, assim como competências para trabalho em equipe com outros profissionais da saúde e médicos de outras especialidades.

Tal como nos treinamentos, nas provas práticas são utilizados manequins de baixa, média e alta fidelidade. Em alguns casos clínicos, mais de um manequim pode estar incluído para execução de procedimentos como intubação orotraqueal (**Figura 5.1**) e drenagem torácica. Além disso, em alguns módulos, a avaliação final conta com um estudante como manequim, que é previamente orientado quanto ao caso clínico e participa adicionando veracidade à simulação. As informações são oferecidas não somente pelos manequins ou verbalmente pelo professor, mas também por outros personagens como enfermeiro, por monitores multiparamétricos de acordo com o programado no aparelho e por televisores que mostram resultados de exames solicitados pelo estudante para sua interpretação.

A avaliação prática também é individual, apesar de poder contar com outras pessoas para compor a simulação. O atendimento realizado pelo estudante é guiado por um roteiro e seguido por um *checklist* previamente elaborados, sendo simultaneamente verificado e assinalado se os passos da conduta foram corretos, parcialmente corretos, incorretos ou não realizados. Os aspectos comportamentais durante o atendimento também estão incluídos no *checklist*. E, assim como nas aulas, o aluno tem acesso ao *checklist* correspondente a sua prova prática, como outra oportunidade de discussão e ferramenta não apenas avaliativa, mas também formativa.

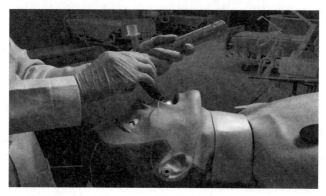

**Figura 5.1** – *Estudante realizando intubação orotraqueal em avaliação prática.*

# Capítulo 6

# Realizando o *Debriefing*

Ana Augusta Maciel de Souza
Fabiane Mendes de Souza
Luiz Ernani Meira Junior

Não existe uma tradução para o português da palavra *debriefing*. Esse termo é usado com o significado de reflexão sobre a experiência vivida na simulação. É o momento de o estudante expressar o que sentiu e aprendeu durante a simulação e consolidar o aprendizado. O professor atua como facilitador, pois o foco é trabalhar os objetivos gerais e específicos propostos sob a perspectiva do estudante e de seu aprendizado.

Trabalha-se com grupos pequenos de seis a oito estudantes. Geralmente dois a três estudantes atuam na simulação, a qual é transmitida ao vivo na televisão, para os demais colegas. Ao término da simulação, todos se reúnem na sala de discussão, onde se inicia o *debriefing*.

Os estudantes atuantes são questionados sobre: como se sentiram, o que fariam diferente, se cumpriram o protocolo proposto. Aos demais, pergunta-se o que acharam da simulação, se fariam algo diferente, e assim segue a discussão específica sobre o protocolo que foi trabalhado.

É preciso revisar a literatura e os protocolos, conhecer o que é preconizado atualmente e verdadeiramente respaldado pelas melhores evidências, para verificar os erros e acertos na condução do caso. De preferência, deixar que o estudante aponte esses dados.

O correto é deixar os estudantes falarem, tanto aqueles que participaram da simulação quanto os demais que assistiram ao atendimento simulado. O facilitador deve fazer perguntas norteadoras e evitar assumir um papel de professor que realiza uma aula expositiva.

Um grande desafio é lidar com estudantes em diferentes fases de conhecimento. Alguns estão mais preparados e tendem a dominar a discussão, cabendo ao facilitador conduzir de modo a que todos participem e aprendam.

O *debriefing* dura mais tempo que a própria simulação, é a verdadeira etapa do aprendizado, quando o estudante pode comparar seu próprio desempenho durante a condução do caso com o que está descrito nos protocolos considerados "padrão-ouro".

Os estudantes têm aceitado essa abordagem como produtiva e afirmam que ajuda a consolidar o conhecimento. Anotações durante a simulação e o *check list* ajudam a orientar a discussão.

Do ponto de vista teórico, o *debriefing* é dividido em três fases:

> Descrição → Análise → Síntese

Na experiência do LabSim das FIPMoc, essas fases se misturam e acontecem quase simultaneamente. Trabalha-se o que aconteceu na simulação, as decisões tomadas, o trabalho em equipe, os desafios enfrentados, se os objetivos foram cumpridos, o que poderia ser feito diferente, quais foram os pontos fortes e os pontos fracos, a correlação com uma situação real, o que dizem a literatura e os protocolos e, por fim, o que os estudantes aprenderam com o caso.

Durante o *debriefing*, os estudantes assistem a partes selecionadas do vídeo do atendimento para análise da atuação – recurso útil para a discussão e nunca para apontar erros. Apesar de preconizado na literatura, ainda utilizamos pouco os vídeos do atendimento. O LabSim conta com um sistema de filmagem que grava áudio e vídeo e, eventualmente, pode ser usado para discutir um ponto específico do caso como uma tomada de decisão ou postura do participante.

Um bom *debriefing* é aquele que envolve a participação de todo o grupo, em que os estudantes falam mais e o facilitador, menos, apenas orientando e conduzindo a discussão. Os participantes aprendem uns com os outros, identificam os erros e aprendem com eles. É preciso estudar mais sobre as técnicas de *debriefing*, suas fases e, principalmente, sobre o papel do facilitador (**Figura 6.1**). Com isso, é possível aprimorar a metodologia da simulação.

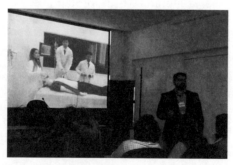

**Figura 6.1** – *Momento de* debriefing.

# Capítulo 7

# *Aplicando o Módulo I –* Advanced Trauma Life Support *(ATLS)*

Ana Augusta Maciel de Souza
Fabiane Mendes de Souza
Luiz Ernani Meira Junior

Este módulo ocorre no 8° período, com metade da turma, dividida em cinco grupos de seis estudantes, em dez encontros, ao longo de metade do semestre letivo, quando a outra parte da turma inicia a disciplina. Semanalmente, ocorre uma aula teórica sobre o tema a ser abordado na prática. Cada grupo tem duas horas de prática por semana, quando são trabalhadas as habilidades contextualizadas em casos clínicos sobre determinado protocolo.

Na 8ª e 9ª semanas, são realizados treinamentos com casos clínicos que reúnem todo o conteúdo trabalhado no protocolo de trauma. Ao final, no décimo encontro, é realizada uma prova prática, utilizando um estudante como paciente simulado e os manequins de habilidades para a realização dos procedimentos. O modelo da prova encontra-se nos Anexos.

Aulas teóricas:
1. Primeiro atendimento ao paciente politraumatizado;
2. Vias aéreas;
3. Trauma torácico;
4. Choque;
5. Vídeos de procedimentos;
6. Traumatismo cranioencefálico -TCE;
7. Avaliação das extremidades;
8. Avaliação secundária.

## ■ Atividades Práticas no LabSim

1. Vias aéreas 1
   - "Tripé da Letra A";
   - Proteção da coluna cervical;
   - Diferença entre oxigenar e ventilar;

## 24 ■ Série Brasileira de Medicina de Emergência

- Apresentação dos materiais usados na abordagem das vias aéreas;
- Maneiras de ofertar oxigênio suplementar;
- Manobras manuais de abertura das vias aéreas;
- Cânula orofaríngea e nasofaríngea;
- Ventilação com dispositivo bolsa-válvula-máscara com reservatório;
- Materiais para intubação.

2. Vias aéreas 2
   - Conceito de via aérea definitiva;
   - Indicações para intubação;
   - Ventilação com dispositivo bolsa-válvula-máscara com reservatório;
   - Materiais para intubação;
   - Preparo e drogas;
   - Técnica de intubação orotraqueal;
   - Via aérea difícil e alternativas (Bougie, máscara laríngea, tubo laríngeo, videolaringoscópios);
   - Via aérea cirúrgica.

3. Tórax
   - Avaliação clínica do tórax no trauma;
   - Descarte das situações de risco no trauma de tórax;
   - Procedimentos: curativo de três pontos, toracocentese de alívio, drenagem torácica, pericardiocentese de alívio;
   - Avaliação de outras lesões torácicas.

4. Choque
Identificação e tratamento do choque no trauma;
   - Diagnóstico clínico e precoce de choque;
   - Conduta imediata;
   - Localização da causa;
   - Diagnósticos diferenciais;
   - Avaliação abdominal e pélvica;
   - FAST;
   - Correção da causa: acesso venoso, reposição volêmica, contenção de sangramento externo, estabilização provisória de pelve, tala para fratura de ossos longos, solicitação de cirurgião, ortopedistas ou outros especialistas.

5. Traumatismo cranioencefálico – TCE e extremidades
   - Cálculo de Escala de Coma de Glasgow;
   - Avaliação das pupilas;
   - Avaliação de déficits;
   - Avaliação de sinais de fratura de base de crânio;

Aplicando o Módulo I – *Advanced Trauma Life Support* (ATLS) ■ 25

- Solicitação de tomografia computadorizada de acordo com necessidade;
- Avaliação das extremidades;
- Exame geral e proteção contra hipotermia.
6. Treinamento de casos clínicos
7. Procedimentos
   - Drenagem torácica;
   - Acesso venoso central;
   - Acesso venoso periférico;
   - Sondagem vesical.
8. Prova.

# 7.1 Técnicas Não Invasivas de Obtenção e Manutenção da Permeabilidade das Vias Aéreas – Vias Aéreas 1

Ana Augusta Maciel de Souza
Fabiane Mendes de Souza
Luiz Ernani Meira Junior

## ■ Conhecimento Prévio

- Anatomia das vias aéreas;
- Fisiologia respiratória;
- Fisiopatologia da insuficiência respiratória aguda;
- Recursos de biossegurança e materiais utilizados.

## ■ Objetivo Geral

- Adquirir habilidade e conhecimento em relação às técnicas não invasivas de obtenção e manutenção da permeabilidade das vias aéreas.

## ■ Objetivos Específicos

- Escolher o dispositivo necessário para realizar o procedimento;
- Adquirir habilidade técnica;

- Utilizar recursos de biossegurança durante a realização do procedimento.

## ■ Materiais Necessários
- Aspirador de secreção;
- Sonda de aspiração;
- Máscara de oxigênio sem reservatório;
- Máscara de Venturi;
- Soro fisiológico 0,9%;
- Cânula orofaríngea (de Guedel) (**Figura 7.1**);
- Máscara de alto fluxo com reservatório (**Figura 7.2**);
- Cânula nasal (**Figura 7.3**);
- Dispositivo bolsa-válvula-máscara;
- Fonte de oxigênio (**Figura 7.4**);
- Luvas de procedimento P-M-G;
- Umidificador;
- Fluxômetro;
- Mangueira látex;
- Oxímetro de pulso;
- Esparadrapo;
- Manequim via aérea (*Laerdal Airway Management Trainer*).

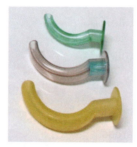

**Figura 7.1** – *Cânula orofaríngea.*

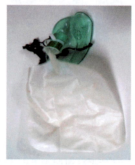

**Figura 7.2** – *Máscara de alto fluxo.*

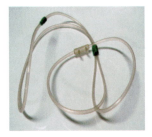

**Figura 7.3** – *Cânula nasal.*

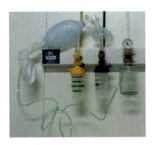

**Figura 7.4** – *Painel de gases.*

## ■ Metodologia da Aula

É realizada inicialmente uma discussão com os estudantes sobre o trato respiratório, destacando o protocolo de atendimento ao paciente traumatizado, em que a primeira prioridade do atendimento é a avaliação das vias aéreas, com o intuito de obter e manter uma via aérea pérvia.

## ■ Ténicas Não Invasivas Trabalhadas na Simulação

- Elevação do mento (*chin lift*);
- Tração da mandíbula (*jaw thrust*);
- Cânula orofaríngea (Guedel);
- Aspiração de vias aéreas;
- Ventilação com dispositivo bolsa-válvula-máscara;
- Cateter nasal.

## ■ Pontos Avaliados na Simulação

### Elevação do mento (Figura 7.5)

- Colocou uma das mãos na fronte da vítima;
- Inclinou a cabeça para trás;

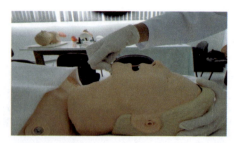

**Figura 7.5** – *Elevação do mento (*chin lift*).*

- Colocou os dedos da outra mão no queixo da vítima;
- Deslocou a mandíbula para cima e para a frente.
  Obs.: Esta manobra não deve ser utilizada na suspeita de lesão cervical.

## Tração da mandíbula (Figura 7.6)

- Indicou no caso de suspeita de lesão cervical;
- Posicionou-se atrás da vítima, mantendo a imobilização da cabeça/pescoço;
- Utilizou o 2º, 3º, 4º e 5º dedos das mãos para deslocar a mandíbula para cima;
- Manteve, com os polegares, a boca do paciente aberta.
  Obs.: São necessários dois estudantes para ventilação simultânea.

## Cânula orofaríngea

- Indicou o uso em caso de paciente inconsciente;
- Selecionou a cânula de tamanho adequado (**Figura 7.7**);
- Abriu a boca do manequim com a manobra de elevação do mento;

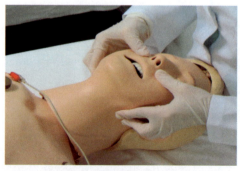

**Figura 7.6** – *Tração da mandíbula (*jaw thrust*).*

Aplicando o Módulo I – *Advanced Trauma Life Support* (ATLS) ■ 29

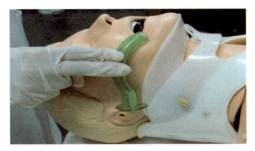

**Figura 7.7** – *Técnica de avaliação do tamanho da cânula.*

- Introduziu a Guedel em posição invertida, com a concavidade para cima (**Figura 7.8**);
- Realizou rotação de 180° na Guedel após encostar no palato mole, posicionando-a sobre a língua;
- Ventilou o manequim.
  Obs.: Segundo o ATLS, a técnica de introdução da cânula orofaríngea com abaixador de língua é preferível, sendo que em crianças é a única recomendada.

Aspiração das vias aéreas (Figura 7.9)

- Posicionou o manequim;
- Abriu o material a ser utilizado;
- Conectou a sonda de aspiração à extensão do frasco descartável;
- Ligou o aspirador;
- Colocou óculos de proteção e máscara;
- Calçou as luvas;
- Com a mão não dominante, segurou a face do paciente;
- Com a mão dominante, introduziu a sonda de aspiração na cavidade nasal e posteriormente oral, mantendo a valva aberta (impedindo aspiração pelo vácuo);

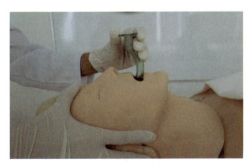

**Figura 7.8** – *Técnica de introdução da cânula.*

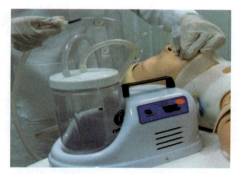

**Figura 7.9** – *Estudante realizando técnica de aspiração.*

- Ocluiu a valva e retirou a sonda lentamente;
- Deu um intervalo entre uma aspiração e outra;
- Repetiu o processo até a limpeza total da cavidade oral, avaliando condição respiratória;
- Aspirou água destilada para limpeza da extensão;
- Retirou a sonda, as luvas, a máscara e os óculos;
- Desligou o aspirador.

## Ventilação com dispositivo bolsa-válvula-máscara

- Selecionou a máscara de tamanho adequado para ela ajustar-se bem à face do manequim;
- Posicionou a máscara sobre a região da boca e do nariz de modo a encobri-los;
- Efetuou frequência correta das ventilações (1 ventilação a cada 5 a 6 segundos).

### Com uma pessoa (Figura 7.10)

- Após posicionar a máscara, colocou a mão em posição de "C e E" ao redor do local de conexão da máscara com a valva;

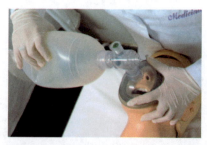

**Figura 7.10** – *Ventilação com dispositivo bolsa-válvula-máscara realizada por uma pessoa.*

- O "C" feito com os dedos indicador e polegar vedou a máscara ao redor do nariz e da boca do paciente;
- O "E" foi feito com os outros três dedos para alcançar a porção inferior da mandíbula e tracionar para cima, abrindo a via aérea;
- Comprimiu a bolsa com a outra mão, ventilando o manequim.

## Com duas pessoas (Figura 7.11)

- Segurou a máscara com os dois polegares e os dois indicadores (duplo "C");
- Alcançou a porção inferior da mandíbula com os outros três dedos das duas mãos (duplo "E"), tracionando-a para cima;
- A segunda pessoa conectou o dispositivo e ventilou o manequim.

## Cateter nasal

- Lavou as mãos e reuniu o material;
- Instalou o fluxômetro na rede de oxigênio e testou;
- Colocou água destilada no umidificador, fechou bem e conectou ao fluxômetro;
- Conectou o látex ao umidificador;
- Instalou o cateter nasal no manequim e ajustou;
- Conectou o cateter nasal ao látex, abriu e regulou o fluxômetro.

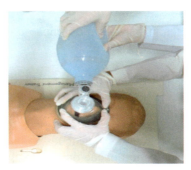

**Figura 7.11** – *Ventilação com dispositivo bolsa-válvula-máscara realizada por duas pessoas.*

# 32 ■ Série Brasileira de Medicina de Emergência

## 7.2 Técnicas Invasivas de Obtenção e Manutenção da Permeabilidade das Vias Aéreas – Vias Aéreas 2

Fabiane Mendes de Souza
Luiz Ernani Meira Junior

## ■ Conhecimento Prévio

- Anatomia das vias aéreas;
- Fisiologia respiratória;
- Fisiopatologia da insuficiência respiratória aguda;
- Vias aéreas 1 – Técnicas não invasivas de obtenção e manutenção da permeabilidade das vias aéreas (aula).

## ■ Objetivo Geral

- Discutir as técnicas invasivas de obtenção e manutenção da permeabilidade das vias aéreas.

## ■ Objetivos Específicos

- Discutir as indicações para via aérea definitiva;
- Apresentar os dispositivos utilizados;
- Apresentar e contextualizar as indicações de intubação orotraqueal;
- Apresentar a técnica de intubação orotraqueal, incluindo as drogas necessárias para o procedimento;
- Realizar treinamento de intubação orotraqueal com e sem colar cervical;
- Discutir conceitos de via aérea difícil;
- Realizar antecipação de uma via aérea difícil;
- Discutir técnicas alternativas de obtenção de uma via aérea definitiva;
- Conhecer o manejo de dispositivos alternativos úteis em via aérea difícil;
- Realizar a colocação da máscara laríngea;
- Realizar treinamento técnico em cricotireoidostomia.

## Materiais Necessários

- Luvas de procedimento;
- Manequim: cabeça de intubação;
- Manequim de vias aéreas difíceis;
- Manequim para cricotireoidostomia;
- Laringoscópio (cabo e lâminas de vários tamanhos);
- Pilhas;
- Lubrificante;
- Seringa de 20 mL;
- Cânula de Guedel;
- Máscara de alto fluxo com reservatório;
- Tubo orotraqueal de vários tamanhos (7 ao 9) adequados de acordo com o paciente;
- Fio-guia;
- Dispositivo bolsa-válvula-máscara com reservatório (bolsa ventilatória);
- Aspirador;
- Fixador de tubo;
- Bougie;
- *Airtraq*, videolaringoscópio;
- *Kit* de cricotireoidostomia;
- Cânula de traqueostomia;
- Bandeja de pequeno procedimento;
- Jelco nº 14;
- Látex;
- Seringa de 20 mL;
- Lâmina de bisturi nº 11;
- Fio de náilon 2,0;
- Drogas anestésicas (fentanil, etomidato, midazolam, succnilcolina);
- Fonte de oxigênio;
- Oxímetro de pulso e monitor multiparâmetro;
- Coxim;
- Materiais para RCP e drogas vasoativas (no caso de emergências).

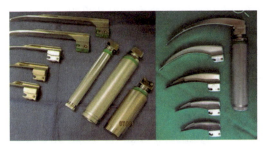

**Figura 7.12** – *Lâminas retas-Miller e curvas-Macintosh e laringoscópio.*

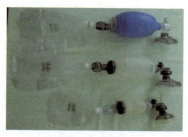

**Figura 7.13** – *Dispositivo bolsa-válvula-máscara com reservatório.*

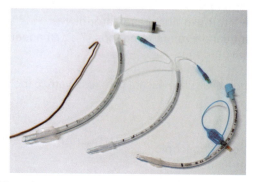

**Figura 7.14** – *Fio-guia, tubo orotraqueal.*

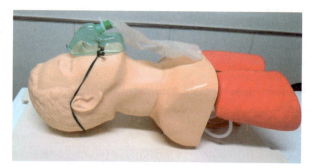

**Figura 7.15** – *Manequim com máscara de oxigênio de alto fluxo.*

## ■ Metodologia da Aula

O conceito de via aérea definitiva implica a utilização de um tubo endotraqueal, o qual deve ter sua técnica correta, com seu balonete corretamente insuflado, fixação externa do tubo e conexão a um sistema de ventilação mecânica com mistura enriquecida de oxigênio. Esta ventilação pode utilizar várias vias como: a boca (intubação orotraqueal), o nariz (intubação naso-traqueal) ou pela região cervical por via cirúrgica (traqueostomia e cricotireoidostomia).

Aplicando o Módulo I – *Advanced Trauma Life Support* (ATLS) ■ 35

Nessa aula, são identificadas vias aéreas em risco e apresentadas as indicações de via aérea definitiva. Os alunos são apresentados aos materiais, ensinamos como montar o laringoscópio, a escolha do tubo e a importância dos equipamentos alternativos. Além disso, as situações de uma via aérea difícil são discutidas com os estudantes, sendo demonstrada a intubação orotraqueal e demais procedimentos pelo professor. Após as demonstrações, cada um dos estudantes realiza os procedimentos apresentados.

## ■ Indicações de Via Aérea Definitiva Discutida no Módulo

### Incapacidade de ventilação espontânea por parte do paciente
- Pacientes em parada respiratória ou cardiorrespiratória;
- Pacientes sedados (anestesiados) para procedimentos;
- Pacientes com comprometimento respiratório agudo primário ou secundário com hipoxemia grave e/ou hipercarbia.

### Via aérea em risco
Pacientes em risco de obstrução iminente ou potencial das vias aéreas como:
- Em apneia;
- Com traumatismo cranioencefálico (TCE), inconscientes (com Escala de Coma de Glasgow ≤ 8);
- Risco de aspiração de vômitos, sangue ou secreções;
- Traumas complexos de face, com sangramento contínuo;
- Queimadura de vias aéreas ou lesões por inalação;
- Trauma cervical penetrante evoluindo com hematoma cervical pulsátil ou em expansão;
- Trauma cervical com lesão de traqueia ou de laringe. Em estado de choque grave avançado, evoluindo com rebaixamento de consciência;
- Com convulsões persistentes;
- Na incapacidade de se manter oxigenação adequada ou de manter a permeabilidade das vias aéreas por outros métodos.

## ■ Intubação Orotraqueal

### Etapas (Sete P`s)
- Preparação;
- Pré-oxigenação;
- Pré-tratamento;
- Paralisia de indução;
- Posicionamento;
- Posição com confirmação;
- Pós-intubação.

36 ■ Série Brasileira de Medicina de Emergência

Neste momento, cada estudante realizará a intubação orotraqueal, sendo observado pelo professor, que avaliará se o estudante realizou todos os passos corretamente.

O treinamento de intubação é feito sem o colar cervical (casos clínicos sem trauma) e, depois, com o colar cervical (casos clínicos de trauma).

## Checou o material

- Fonte de oxigênio disponível;
- Presença de aspirador;
- Laringoscópio com pilhas e funcionando;
- Lâminas e tubos de tamanhos adequados, além de verificar balonete;
- Seringa;
- Fio-guia e Bougie, se disponível;
- Dispositivo bolsa-válvula-máscara com reservatório;
- Checagem das drogas para intubação;
- Materiais alternativos caso não seja possível intubar o paciente, por exemplo: máscara laríngea, tubo laríngeo, videolaringoscópio, material para cricotireoidostomia.

## Posicionou e pré-oxigenou

- Manteve imobilizada a coluna cervical, se for um caso de vítima de trauma; ou na posição olfativa, nos casos sem história de trauma;
- Compreende que o posicionamento adequado deve: alinhar os eixos oral, faríngeo e laríngeo; evitar movimento de alavanca com o laringoscópio; proporcionar máxima abertura da boca e melhor visualização das cordas vocais (**Figura 7.16**);
- Realizou a flexão do pescoço sobre o tórax, seguida de hiperextensão da cabeça sobre o pescoço, usando um coxim adequado (8 a 10 cm);
- Manteve a cabeça do paciente próximo à extremidade da cama e na altura do apêndice xifoide do estudante;
- Selecionou o tubo orotraqueal adequado e testou o balonete. Insuflou o balão do tubo endotraqueal, certificou-se de que não vaza e, em seguida, esvaziou. Aplicou o lubrificante;
- Pré-oxigenou o manequim com oxigênio a 100% via máscara com reservatório, bem acoplada, por 3 a 5 minutos, no caso de respiração espontânea, ou com o dispositivo bolsa-válvula-máscara, no caso de apneia;
- Evitou ventilar em respiração espontânea pelo risco de distensão gástrica e regurgitação subsequente, com risco de broncoaspiração;

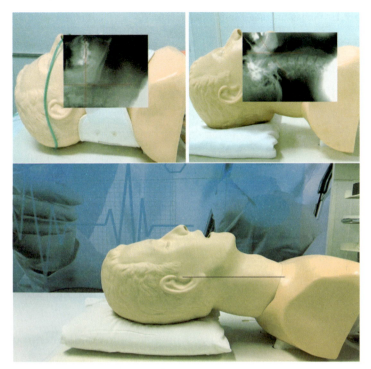

**Figura 7.16** – *Alinhamento dos eixos.*

- Em situações de franca insuficiência respiratória, com respiração agônica, optou por pré-oxigenação via assistência ventilatória sincronizada: acopla a máscara do dispositivo ventilatório e realiza insuflações com baixos volumes simultaneamente ao esforço inspiratório, com oxigênio a 100%, por 3 a 5 minutos.

Administrou as drogas para intubação (pré-tratamento e paralisia de indução)

- Descreveu a indução anestésica em sequência rápida – esse procedimento visa reduzir o risco de aspiração, posicionando o tubo no menor tempo possível, usando drogas de ação rápida e tempo de duração curto;
- Infundiu as drogas na seguinte ordem:
  – Analgésico Hipnótico Bloqueador neuromuscular.

*Analgésicos (agentes pré-tratamento) (Tabelas 7.1 e 7.2)*

- Lidocaína: 1 a 1,5 mg/kg;
- Fentanil: 3 mcg/kg (2 a 5 mcg);
- Fentanil em ampolas de 2, 5 ou 10 mL (50 mcg/mL).

38 ■ Série Brasileira de Medicina de Emergência

**Tabela 7.1** Drogas utilizadas no pré-tratamento

| Fármaco | Dose IV | Tempo início | Duração | Meia-vida | Eliminação | Comentários |
|---|---|---|---|---|---|---|
| Lidocaína | 1,5 mg/kg | 45-90 s | 10-20 min | 1,5-2 h | Metabolismo hepático (90%) e excreção renal | Passa barreira hemato-encefálica e placenta |
| Fentanil | 1-3 mcg/kg | 2-3 min | 30-60 min | Redistribuição rápida | Metabolismo hepático (90%) e intestino delgado. Excreção renal | Não libera histamina |

**Tabela 7.2**

| Pré-tratamento (ABC) |
|---|
| Lidocaína (asma) |
| Lidocaína + Fentanil (neuro) |
| Fentanil (cardiovascular) |

## Hipnóticos (Tabela 7.3)

As drogas pré-tratamento não têm sido recomendadas em casos de trauma.

- Etomidato (2 mg/mL): 0,2 mg/kg
- Midazolam(5 mg/mL): 0,2 mg/kg
- Cetamina (50 mg/mL): 1,5 a 2 mg/kg
- Propofol (10 mg/mL): 1,5 a 2 mg/Kg

**Tabela 7.3** Drogas utilizadas na sedação

| Fármaco | Dose | Tempo de início | Duração |
|---|---|---|---|
| Midazolam | 0,2-0,3 mg/kg | 60-90 s | 15-30 min |
| Etomidato | 0,2-0,3 mg/kg | 15-45 s | 3-12 min |
| Ketamina | 1,5 mg/kg | 45-60 s | 10-20 min |
| Propofol | 1,5 mg/kg | 15-45 s | 5-10 min |
| Tiopental | 3 mg/kg | menor que 30 s | 5-10 min |

## Bloqueadores neuromusculares (Tabela 7.4)

**Tabela 7.4** Bloqueio neuromuscular[9]

| Fármaco | Dose | Tempo para IOT | Duração |
|---|---|---|---|
| Succinilcolina | 1,5 mg/kg | 45 s | 06-10 min |
| Rocurônio | 1 mg/kg | 60-75 s | 40-60 min |

- Succnilcolina (Quelicin 10 mg/mL): 1 a 1,5 mg/kg = 1 mL para cada 10 kg
- Rocurônio (50 mg/5 mL): 1 mg/mL (0,6 a 1,2 mg/mL)

### Realizou laringoscopia (Figuras 7.17 a 7.19)

- Conferiu posicionamento do paciente novamente;
- Segurou o laringoscópio com a mão esquerda;

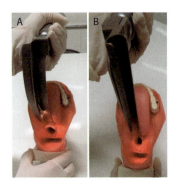

**Figura 7.17** – *Posicionamento da lâmina curva (a) e reta (b) sobre a valécula.*

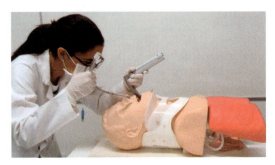

**Figura 7.18** – *Estudante realizando técnica de intubação.*

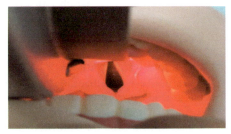

**Figura 7.19** – *Visualização das cordas vocais à laringoscopia.*

# 40 ■ Série Brasileira de Medicina de Emergência

- Afastou o lábio inferior dos incisivos com a mão direita;
- Inseriu o laringoscópio no lado direito da boca do paciente, deslocando a língua para a esquerda até a visualização da epiglote, aspirando no caso de sangue e/ou secreções;
- Posicionou a lâmina do laringoscópio curvo (Macintosh) na valécula e a elevou com um movimento de tração anteroapical até a visualização das cordas vocais, sem realizar movimento de báscula. No caso da lâmina reta (Miller), deve posicioná-la ultrapassando a epiglote e elevando-a diretamente.

---

**Manobra de BURP × Manobra de Sellick**

- Manobra de BURP (*Back*, *Up*, *Right*, *Pressure*) = Deslocamento da cartilagem tireoide para trás, para cima e para a direita, melhorando a visualização da laringe. A manobra de BURP pode transformar um Cormack III para II.
- Manobra de Sellick = pressão posterior de aproximadamente 3 kg comprimindo a cartilagem cricoide, na tentativa de prevenir (minimizar) a regurgitação.

---

## Introduziu o tubo orotraqueal

- Introduziu o tubo orotraqueal com a mão direita, observando sua passagem entre as cordas vocais;
- Posicionou o tubo, deixando a marcação na rima labial entre os números 21 e 23;
- Retirou o fio-guia;
- Insuflou o balonete com volume de ar suficiente para uma vedação adequada, cerca de 10 a 15 mL de ar ou 25 a 30 $cmH_2O$, sem hiperinsuflá-lo.

## Conferiu o posicionamento e cuidados pós-intubação

- Conferiu a posição do tubo orotraqueal, ventilando o paciente e observando os movimentos da caixa torácica;
- Auscultou na seguinte ordem:
  - Epigástrio → Pulmão esquerdo → Pulmão direito
- Fixou o tubo;
- Conectou um capnógrafo ao tubo, conferiu oximetria, e assim que possível solicitará uma radiografia de tórax.

O estudante é orientado a não insistir caso não consiga intubar o paciente em aproximadamente 1 minuto. Ele deverá interromper essa tentativa, ventilar o paciente com o dispositivo bolsa-válvula-máscara, até atingir saturação periférica de oxigênio acima de 95%, e, então, tentar novamente, considerando técnicas alternativas, e chamar ajuda sempre que necessário.

## ■ Via Aérea Difícil

São apresentados ao aluno condições que sugerem intubação orotraqueal difícil e os dispositivos alternativos provisórios que podem ser utilizados nessas situações (**Figura 7.20**).

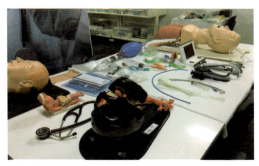

**Figura 7.20** – *Recursos para abordagem de via aérea difícil.*

Quando um profissional experiente encontra dificuldade na manutenção de ventilação sob máscara, dificuldade de intubação traqueal, ou ambas, trata-se de uma via aérea difícil, que incide em menos de 5% dos casos. Dados apontam que 98% dos pacientes são ventiláveis com máscara facial e 94% desses pacientes com ventilação difícil são passíveis de intubação orotraqueal.

- **Ventilação sob máscara difícil:** configura-se quando é impossível para apenas uma pessoa manter a $SpO_2 > 90\%$, utilizando $FiO_2$ de 100% em paciente que tinha saturação normal antes da indução.
- **Laringoscopia difícil:** configura-se quando é impossível visualizar qualquer porção das cordas vocais com a laringoscopia convencional (Cormac-Lehane III e IV).
- **Intubação traqueal difícil:** quando, mesmo em condições ótimas, é impossível realizar intubação traqueal, em uma tentativa e em menos de 30 segundos.

Deve-se tentar amenizar as dificuldades, buscando condições ótimas: posição olfativa; denitrogenação adequada; todo o material necessário disponível e testado; manobra de BURP, se for preciso; sedação e relaxamento muscular adequado; treinamento prévio e de maneira continuada.

Se não intubo, mas ventilo = urgência
Se não intubo e não ventilo = emergência

## Reconhecendo via aérea difícil

- História de intubação difícil - fator mais importante;
- Trauma de face e/ou de vias aéreas;

- Boca pequena ou dificuldade em abrir a boca;
- Pescoço curto ou musculoso;
- Sequelas de queimaduras;
- Anormalidades congênitas;
- Tumores.

  Lembrete: Paciente diabético pode evoluir com glicolização das articulações cervicais e temporomandibular, dificultando a abertura da boca e a extensão da cabeça. Paciente com hipotireoidismo ou acromegalia pode ter língua aumentada, dificultando a laringoscopia.

Preditores de intubação difícil

- Incisivos protrusos;
- Mallampati III e IV;
- Abertura da boca < 2 dedos;
- Protrusão mandibular;
- Micrognatia;
- Mobilidade cervical < 35°;
- Distância mentoesternal < 12 cm;
- Distância tireomentual < 3 dedos;
- Circunferência cervical > 40 cm.

Regra 3-3-2: a distância entre os dentes incisivos deve ser de pelo menos 3 dedos; entre o osso hioide e a mandíbula, de 3 dedos; e entre a proeminência tireóidea e o assoalho da boca, de 2 dedos (**Figura 7.21**).

Preditores de ventilação difícil

- História de ronco ou apneia do sono;
- Idade > 55 anos;
- Ausência de dentes;
- Obesidade e mamas grandes;
- Presença de barba.

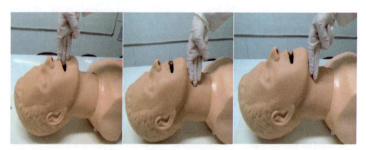

**Figura 7.21** – *Regra 3-3-2.*

Testes isolados têm fraco poder preditivo. É necessário somar preditores e testes. A via aérea deve ser sempre avaliada e, se possível, antecipada. Isso exige sistematização e treinamento de todas as técnicas (**Figura 7.22**).

- **Dispositivos alternativos:** São úteis em situações de via aérea difícil. Devem ser conhecidos e manejados pelos acadêmicos em sua formação profissional. A seguir, nas **Figuras 7.23** a **7.29**, alguns dispositivos disponíveis no LabSim.

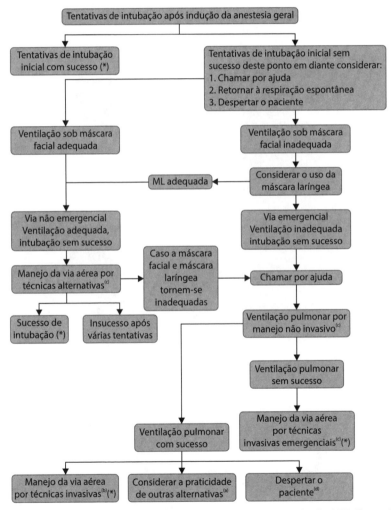

**Figura 7.22** – *Algoritmo de via aérea difícil. Fonte: Figueiredo LFP, Ferez D. Diretrizes para o manejo da via aérea difícil. Rev Assoc Med Bras, São Paulo, junho 2003, 49(2):129-30.*

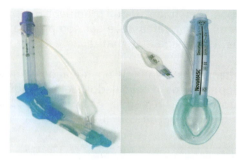

**Figura 7.23** – *Tubo laríngeo e máscara laríngea.*

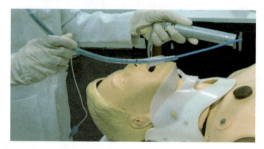

**Figura 7.24** – *Guia introdutor de intubação (Bougie).*

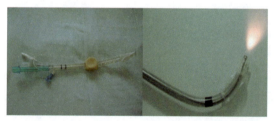

**Figura 7.25** – *Combitubo e estilete luminoso.*

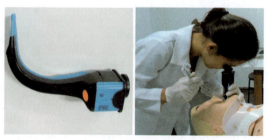

**Figura 7.26** – *Videolaringoscópios (King Vision, Airtraq).*

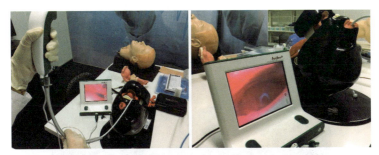

**Figura 7.27** – *Fibrobroncoscopia.*

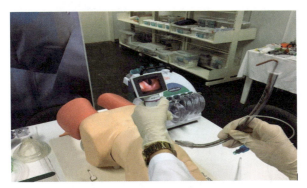

**Figura 7.28** – *Estudante praticando videolaringoscopia.*

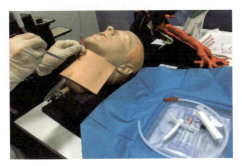

**Figura 7.29** – *Material para intubação retrógrada.*

- Cricotireoidostomia (Figura 7.30)
  - Indicação: impossibilidade de se obter via aérea pérvia por meio da intubação traqueal. Pode ocorrer em: edema de glote; fratura de laringe; trauma de face com hemorragia orofaríngea grave; abscesso retrofaríngeo e epiglotite; e lesões de vias aéreas altas por inalação térmica, cáustica ou química.
  - Contraindicações: tumor cervical e trauma cervical.

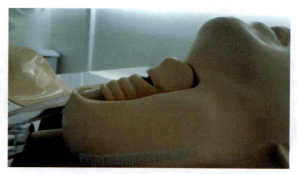

**Figura 7.30** – *Manequim para cricotireoidostomia.*

## Materiais

- Material para antissepsia;
- Bandeja de pequenos procedimentos;
- Anestésico local;
- Jelco 14;
- Seringa e agulha;
- Bisturi lâminas 15 e 11;
- Pinça Kelly;
- Cânula de traqueostomia;
- Tubo de silicone preparado com um orifício perto de uma extremidade, sendo a outra extremidade conectada à fonte de oxigênio.

Atualmente, existem *kits* de cricotireoidostomia percutânea em que a cânula já é acoplada à agulha de punção.

## Cricotireoidostomia por punção

É útil em situações de emergência até que se obtenha acesso definitivo da via aérea. Possibilita uma oxigenação provisória, mantendo uma $PaO_2$ adequada por aproximadamente 30 minutos (**Figura 7.31**).

### Técnica

1. Posicionar o paciente em posição supina e preparar a região cervical com antissepsia e campos cirúrgicos;
2. Palpar a membrana cricotireóidea (entre as cartilagens tireoide e cricoide);
3. Estabilizar a traqueia com uma das mãos e, com a outra, puncionar a membrana com um jelco 14, conectado a uma seringa de 20 mL com 5 mL de água bidestilada, direcionando a agulha para a parte caudal em ângulo de 45° e aplicando pressão negativa na seringa. Obs.: A aspiração de ar, detectada com

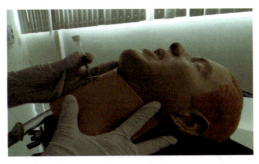

**Figura 7.31** – *Cricotireoidostomia por punção*.

o aparecimento de bolhas na seringa, significa penetração na luz da traqueia. Remover a agulha com a seringa e progredir com o cateter em sentido caudal.
4. Conectar uma extremidade do tubo de silicone ao cateter e a outra extremidade a uma fonte de oxigênio. Fixar o cateter no pescoço do paciente;
5. Realizar ventilação intermitente, ocluindo o orifício do tubo de silicone com o polegar por 1 segundo e destampando-o por 4 segundos.

## Cricotireoidostomia cirúrgica

1. Posicionar o paciente em posição supina e preparar a região cervical com antissepsia e campos cirúrgicos;
2. Palpar a membrana cricotireóidea;
3. Aplicar anestesia local e fazer uma incisão transversa na pele sobre a membrana cricotireóidea;
4. Inserir uma pinça hemostática, divulsionando os planos subfasciais até atingir a membrana perfurando-a, girando 90°, abrindo então a via aérea;
5. Inserir um tubo endotraqueal (cânula de traqueostomia nº 5 a 7,5), por meio da incisão da membrana cricotireóidea, direcionando-o para dentro da traqueia (**Figura 7.32**);

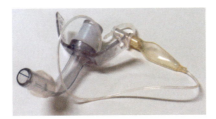

**Figura 7.32** – *Cânula de traqueostomia*.

48 ■ Série Brasileira de Medicina de Emergência

6. Insuflar o balão e ventilar o paciente, auscultando o tórax, para verificar se a ventilação está adequada;
7. Fixar o tubo. Obs.: Deve-se lembrar de, assim que possível, substituir a cricotireoidostomia por uma traqueostomia eletiva.

## Complicações da cricotireoidostomia por punção

- Ventilação inadequada;
- Aspiração de sangue e/ou de secreções;
- Transfixação da traqueia;
- Transfixação do esôfago;
- Transfixação da tireoide;
- Enfisema subcutâneo.
Não indicada em menores de 8 anos.

## Complicações da cricotireoidostomia cirúrgica

- Aspiração de sangue;
- Hemorragia;
- Lesão de traqueia;
- Lesão de esôfago;
- Paralisia de cordas vocais e rouquidão;
- Estenose de laringe ou de traqueia;
- Falso trajeto, enfisema subcutâneo.

Aplicando o Módulo I – *Advanced Trauma Life Support* (ATLS) ▪ 49

## 7.3 Avaliação da Ventilação e Trauma Torácico

Brendow Ribeiro Alencar
Fabiane Mendes de Souza
Luiz Ernani Meira Júnior

### ▪ Conhecimento prévio

- Anatomia das vias aéreas superiores, inferiores e do tórax;
- Fisiologia respiratória;
- Fisiopatologia da insuficiência respiratória aguda;
- Vias aéreas 1 e 2 – Técnicas não invasivas e invasivas de obtenção e manutenção da permeabilidade das vias aéreas (aula);
- Exame físico dos aparelhos respiratório e cardiovascular.

### ▪ Objetivo Geral

- Identificar e iniciar o tratamento das principais lesões torácicas potencialmente letais no trauma.

### ▪ Objetivos Específicos

- Realizar o exame físico do tórax de maneira objetiva e direcionada para avaliação primária na letra B (*Breathing*), incluindo inspeção, palpação, percussão e ausculta;
- Identificar, mediante achados clínicos, pneumotórax hipertensivo, pneumotórax aberto, hemotórax maciço, tórax instável e tamponamento cardíaco;
- Realizar treinamento da toracocentese de alívio;
- Realizar treinamento da oclusão de ferida por curativo de três pontas;
- Analisar a técnica e praticar a drenagem torácica em selo d'água;
- Realizar as medidas iniciais indicadas em caso de tórax instável;
- Analisar a técnica da pericardiocentese;
- Reconhecer o momento oportuno para exames complementares e solicitação de especialistas.

### ▪ Materiais Necessários

- Luvas de procedimento;
- Seringa de 20 mL;

# 50 ■ Série Brasileira de Medicina de Emergência

- Dispositivos para via aérea pérvia e oxigenoterapia por métodos não invasivos e invasivos;
- Estetoscópio;
- Bandeja de pequenos procedimentos;
- Jelco n°s14 e 16;
- Agulhas 40 x 12;
- Lâmina de bisturi n° 11;
- Fios de náilon;
- Drogas anestésicas e analgésicas;
- Oxímetro de pulso e monitor multiparâmetro;
- Coxim;
- Gazes;
- Plástico;
- Fita adesiva;
- Dreno em selo d'água;
- USG *Point of Care*.

## ■ Metodologia da Aula

Inicia-se com uma discussão para revisar pontos abordados na aula teórica, como gravidade e frequência do trauma torácico contuso ou penetrante e a importância da avaliação primária como ferramenta para diminuir a mortalidade na chamada "hora de ouro". Essa avaliação deve ser objetiva e cautelosa. Atentando aos achados da inspeção, palpação, percussão do tórax e ausculta cardíaca e respiratória, é possível identificar as principais lesões. Em seguida, cada aluno atua como médico em um caso clínico contextualizado como trauma maior e com informações referentes ao mecanismo do trauma. O aluno irá conduzir, iniciando com cuidados de biossegurança e medidas da letra A (*Airway*) do ABCDE, para então reconhecer o trauma torácico e instituir a conduta imediata. São abordados: pneumotórax hipertensivo, pneumotórax aberto, hemotórax maciço, tórax instável e tamponamento cardíaco. Devem ser simulados no manequim, passo a passo, os procedimentos: toracocentese de alívio, curativo oclusivo de três pontas, drenagem torácica, medidas iniciais em caso de tórax instável e pericardiocentese. Ao final, o aluno deve indicar exames complementares e solicitação de especialidades, de acordo com a necessidade.

Recentemente, com a nova edição do curso ATLS, foram realizadas alterações no protocolo, colocando a avaliação das lesões traqueobrônquicas como parte do exame primário e deixando a avaliação do tórax instável para a avaliação secundária (mudanças essas que estão sendo aplicadas progressivamente em nosso treinamento). Optamos por ainda treinar a avaliação do tórax instavel no exame primário

Aplicando o Módulo I – *Advanced Trauma Life Support* (ATLS) ■ 51

devido ao alto índice de complicações decorrentes do diagnóstico tardio dessa lesão (principalmente pela má condução dos casos de contusão pulmonar, predominantemente associada a essa lesão).

## ■ Pneumotórax Hipertensivo

Consiste no vazamento de ar para o espaço pleural, por um sistema de "valva unidirecional", ou seja, o ar entra para a cavidade pleural sem possibilidade de sair, colapsando o pulmão. Pode ser causado por ventilação mecânica com pressão positiva em pacientes com lesão da pleura visceral, evolução de um pneumotórax simples devido a trauma penetrante ou fechado do tórax, ou iatrogenia após tentativa de inserção de cateter venoso central via subclávia ou jugular interna.

A principal preocupação diante de um pneumotórax hipertensivo é o choque obstrutivo, que pode culminar em óbito em instantes. Decorre da queda do retorno venoso e, consequentemente, do débito cardíaco devido ao desvio do mediastino para o lado e a compressão do pulmão contralateral com hipóxia. O diagnóstico é eminentemente clínico, de modo que o tratamento não deve ser adiado à espera de confirmação radiográfica.

### Caso clínico

Paciente trazido pelo SAMU, sexo masculino, 38 anos de idade, vítima de acidente automobilístico há cerca de 20 minutos. Estava dirigindo o carro em velocidade estimada de 120 km/h e perdeu o controle, capotando algumas vezes. O paciente estava com cinto, não foi ejetado do veículo. A passageira que estava a seu lado faleceu na cena. O paciente está imobilizado em prancha rígida, com colar cervical, sem outras intervenções realizadas no transporte.

### *Ações críticas a serem avaliadas* – Check list

- Ressalta que já está em local seguro e devidamente paramentado para iniciar o atendimento;
- Solicita apoio da equipe para que já providencie monitorização, oximetria de pulso, acessos venosos periféricos calibrosos e coleta de sangue para tipagem sanguínea e prova cruzada;
- Posiciona-se atrás da cabeça do paciente, que é firmada com as duas mãos, enquanto confere responsividade;
- Nota que o paciente se encontra de olhos fechados, pálido, gemente, emitindo apenas alguns ruídos, com movimentos espontâneos dos membros (informado pelo instrutor);
- Como o paciente não responde, realiza manobra de elevação da mandíbula;

- A manobra parece melhorar um pouco os ruídos. Não há corpo estranho ou secreção na boca. Não observa sinais que indicam intubação orotraqueal imediata (informado pelo instrutor);
- Escolhe cânula de Guedel de tamanho adequado e introduz. Oferece oxigênio por máscara de alto fluxo a 10 L/min;
- Reforça que o paciente já está com o colar cervical e avalia a região;
- Observam-se turgência de jugular e ausência de lesões cervicais que comprometam a via aérea (informado pelo instrutor);
- Realiza o tripé da letra A (*Airway*) e prossegue com exposição do tórax;
- À inspeção: escoriações em tórax e marca arroxeada equivalente ao cinto de segurança. Nota-se que o paciente está taquidispneico (informado pelo instrutor);
- À palpação: ausência de fratura de costelas, enfisema subcutâneo ou outras alterações (informado pelo instrutor);
- À ausculta: bulhas cardíacas rítmicas, normofonéticas e taquicárdicas. Murmúrio vesicular muito diminuído, aparentemente abolido, em hemitórax direito (informado pelo instrutor);
- À percussão: hipertimpanismo em hemitórax direito (informado pelo instrutor);
- Afirma que se trata de pneumotórax hipertensivo e realiza imediatamente uma toracocentese de alívio. Posteriormente, deverá instituir o tratamento definitivo, com drenagem torácica.

## ■ Treinamento de Toracocentese de Alívio (Figura 7.33)

### Materiais utilizados

- Luvas de procedimento;
- Jelco nºs 14 e 16;
- Seringa 20 mL;
- Agulha 40 × 12;
- Manequim para trauma torácico.

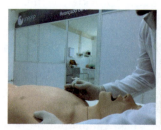 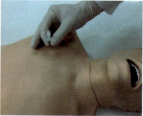

**Figura 7.33** – *Toracocentese de alívio.*

Aplicando o Módulo I – *Advanced Trauma Life Support* (ATLS) ■ 53

Ações críticas a serem avaliadas – Check list

- Localiza o segundo espaço intercostal, à altura do ângulo de Louis do manúbrio esternal, na linha hemiclavicular do tórax afetado;
- Anestesia localmente a área, se o paciente estiver consciente e se o tempo permitir;
- Utilizando um jelco 14 ou 16, ou seringa com agulha de grosso calibre e 20 mL com água, punciona e introduz rente à borda superior da costela inferior até sentir que penetrou a pleura parietal. Caso obtenha sucesso, pode-se ouvir o som do ar vazando pelo jelco ou borbulhando a água da seringa.

# ■ Pneumotórax Aberto

Consiste em um ferimento aberto na parede torácica que atinge todas as camadas, permitindo a entrada de ar atmosférico para a cavidade pleural, resultando em equilíbrio imediato entre as pressões intratorácica e atmosférica. Se a lesão da parede torácica for igual ou superior a dois terços do diâmetro da traqueia, o ar tenderá a passar preferencialmente pelo ferimento, devido à menor resistência, a cada incursão respiratória da vítima.

É causado por ferimento perfurativo por arma branca ou projétil de arma de fogo, por exemplo. Pode gerar prejuízo da ventilação efetiva, resultando em hipoxemia e hipercapnia. Deve ser prontamente identificado nessas vítimas de trauma com ferida aberta soprante no tórax.

## Caso clínico

Paciente, sexo masculino, 19 anos de idade, vítima de agressão física e lesão por arma branca após discussão com outro jovem em um bar, com relato de ter sido atingido em parte superior do tórax esquerdo. Você é o médico do serviço de atendimento móvel de urgência e emergência direcionado para atender a esse chamado. Uma unidade básica com socorristas que estava próximo à cena já havia coletado informações, monitorizado e imobilizado adequadamente o rapaz, que estava dentro da ambulância.

## Ações críticas a serem avaliadas – Check list

- Ressalta que já está em local seguro e devidamente paramentado para iniciar o atendimento;
- Solicita que a equipe de apoio permaneça para auxiliá-lo;
- Posiciona-se atrás da cabeça do paciente, que é firmada com as duas mãos enquanto confere responsividade;
- Nota-se que o paciente responde, agitado, queixando-se de muita dor, tentando movimentar-se, inquieto (informado pelo instrutor);

- Como o paciente responde, afirma que a via aérea está pérvia e oferece oxigênio suplementar por máscara de alto fluxo a 10 L/min;
- Reforça que o paciente está imobilizado e avalia a região cervical;
- Observa-se ausência de lesões cervicais (informado pelo instrutor);
- Realiza o tripé da letra A (*Airway*) e prossegue com exposição do tórax;
- À inspeção: escoriações em tórax e ferida aspirativa soprante em ápice de tórax direito, local atingido por agressão por arma branca. Nota-se que o paciente está taquidispneico (informado pelo instrutor);
- À palpação: ausência de outras alterações (informado pelo instrutor);
- Ausculta: bulhas cardíacas rítmicas, normofonéticas e taquicárdicas. Murmúrio vesicular aparentemente diminuído em hemitórax direito (informado pelo instrutor);
- Percussão: discreto hipertimpanismo em hemitórax direito (informado pelo instrutor);
- Afirma que se trata de pneumotórax aberto e realiza imediatamente curativo de três pontas. Posteriormente, deverá providenciar o tratamento definitivo com drenagem torácica e procedimento cirúrgico, para fechamento definitivo do ferimento.

## ■ Treinamento de Curativo de Três Pontas (Figura 7.34)

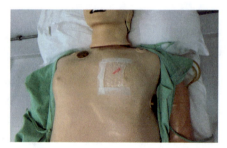

**Figura 7.34** – *Curativo de três pontas.*

## Materiais utilizados

- Gazes estéreis;
- Vaselina;
- Saco plástico grande;
- Fita adesiva;
- Tesoura;
- Manequim de trauma torácico.

## Ações críticas a serem avaliadas – Check list

- Utilizando um curativo plástico grande, de preferência estéril, cobre todo o ferimento e fixa-o com uma fita adesiva em três de seus lados, para produzir um efeito de valva unidirecional. Quando o paciente inspira, o curativo oclui o ferimento, bloqueando assim a entrada de ar. Na expiração, o lado que não está fixado permite o escape de ar de dentro da cavidade pleural.

# ■ Hemotórax Maciço

Consiste no acúmulo de sangue na cavidade torácica. É dito "maciço" quando o acúmulo sanguíneo ocorre de maneira rápida e com um volume de 1.500 mL ou de um terço ou mais do volume de sangue do doente. É causado por ferimentos penetrantes que lesam vasos sistêmicos ou hilares, ou trauma contuso. É uma lesão potencialmente letal, pelos principais riscos de hipoxemia grave e choque hipovolêmico.

## Caso clínico

Paciente do sexo masculino, de 29 anos de idade, vítima de queda de aproximadamente 7 metros de altura de uma construção, onde trabalhava como servente de pedreiro, sobre uma superfície rígida. Não utilizava os equipamentos individuais de segurança. Pessoas que presenciaram a cena disseram que ele permaneceu desmaiado desde a queda. Foi trazido pelo SAMU ao hospital, já imobilizado em prancha, com colar cervical, um acesso venoso periférico calibroso e sob suporte ventilatório invasivo por tubo orotraqueal. Segundo o médico do SAMU, o paciente estava inconsciente, com sinais de hipoxemia e sinais de fratura complexa de face.

## Ações críticas a serem avaliadas – Check list

- Ressalta que já está em local seguro e devidamente paramentado para iniciar o atendimento;
- Solicita apoio da equipe, para que já providencie monitorização, oximetria de pulso, confira o acesso venoso periférico e faça coleta de sangue para tipagem sanguínea e prova cruzada;
- Posiciona-se para avaliar o paciente, confere se a intubação orotraqueal e a imobilização de região cervical estão corretas;
- Nota-se que o paciente está irresponsivo, com tubo orotraqueal de tamanho 8,5, com marca 21 à altura da rima da boca, balonete insuflado, com expansão torácica bilateral na ventilação. A equipe já está providenciando transição para respirador do hospital.

Colar cervical adequadamente colocado, sem lesões visíveis em pescoço (informado pelo instrutor);
- Realiza o tripé da letra A (*Airway*) e prossegue com exposição do tórax.
- À inspeção: escoriações difusas em tórax (informado pelo instrutor);
- À palpação: fratura de uma costela em hemitórax esquerdo, sem outras alterações (informado pelo instrutor);
- À ausculta: bulhas cardíacas rítmicas, normofonéticas e taquicárdicas. Murmúrio vesicular muito diminuído, aparentemente abolido, em hemitórax esquerdo (informado pelo instrutor);
- À percussão: macicez em hemitórax esquerdo (informado pelo instrutor);
- Apresenta-se com sinais de choque hipovolêmico;
- Afirma que se trata de hemotórax maciço e realiza imediatamente drenagem torácica. Posteriormente, deverá instituir o tratamento definitivo com drenagem torácica em selo d'água.
  Obs.: Vale lembrar que toracotomia de emergência está indicada em caso de drenagem de um volume sanguíneo de aproximadamente 1.500 mL ou 200 mL/hora por 2 a 4 horas ou em caso de necessidade persistente de transfusões sanguíneas. Deve ser realizada por cirurgião qualificado e experiente.

## ■ Treinamento de Drenagem Torácica (Figura 7.35)

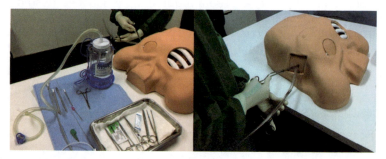

**Figura 7.35** – *Drenagem torácica em selo d'água.*

Materiais utilizados
- Luvas estéreis;
- Campo estéril;
- Capote;
- Materiais para assepsia e anestesia local;
- Bandeja de pequeno procedimento;
- Lâmina de bisturi nº 14;

Aplicando o Módulo I – *Advanced Trauma Life Support* (ATLS) ■ 57

- Gazes;
- Dreno de tórax;
- Selo d'água;
- Soro fisiológico;
- Fios de náilon.

Ações críticas a serem avaliadas – Check list

- Faz antissepsia das mãos e paramentação cirúrgica;
- Pede o material para o procedimento;
- Corta o bisel da ponta do dreno;
- Mede no paciente o comprimento do dreno a ser introduzido e pinça, marcando esse tamanho e na outra extremidade, com pinça Cheron;
- Coloca o conector na ponta externa;
- Pede para instilar 500 mL de soro fisiológico dentro do selo d'água;
- Faz antissepsia da região do "trígono de segurança" – borda lateral do músculo peitoral, linha axilar anterior, linha axilar média e linha inframamilar;
- Coloca os campos estéreis;
- Faz botão anestésico rente à borda do arco costal, geralmente no 5º ou 6º espaço intercostal na região do trígono de segurança;
- Faz pequena incisão com o bisturi;
- Divulsiona com a pinça Kelly e depois divulsiona utilizando o dedo indicador até tocar a pleura parietal, para fazer uma pequena secção com a pinça Kelly;
- Introduz o dreno, utilizando a pinça Cheron, rente à caixa torácica, até a marcação anteriormente feita pela outra pinça;
- Remove a pinça, para deixar apenas o dreno;
- Liga o conector ao selo d'água e espera drenar;
- Fixa o dreno com o nó da bailarina, entrelaçando os fios;
- Aplica um curativo oclusivo e fixa o dreno ao tórax, com esparadrapo ou solicita que alguém da equipe auxilie com a fixação. Obs.: Posteriormente, deve solicitar uma radiografia de tórax.

## ■ Tórax Instável

Consiste em dois ou mais arcos costais fraturados em duas ou mais regiões diferentes, levando a uma instabilidade da parede torácica, como o próprio nome diz. Ocorre em função de traumas de grande impacto. Pode culminar em hipóxia significativa, uma vez que pode gerar contusão pulmonar por lesão do parênquima pulmonar subjacente e prejuízo dos movimentos torácicos normais de ventilação, devido a respiração paradoxal e dor intensa.

# 58 ■ Série Brasileira de Medicina de Emergência

## Caso clínico

Paciente do sexo masculino, 23 anos de idade, vítima de acidente automobilístico, colisão do carro em alta velocidade em um poste quando voltava de uma festa da faculdade. O paciente era passageiro, estava sem cinto de segurança e foi ejetado do veículo. Permaneceu caído no local da cena, desacordado por alguns minutos e, desde então, apenas gemente. Trazido pelo SAMU, está imobilizado em prancha rígida, com colar cervical, sem outras intervenções realizadas no transporte.

## Ações críticas a serem avaliadas – Check list

- Ressalta que já está em local seguro e devidamente paramentado para iniciar o atendimento;
- Solicita apoio da equipe para que já providencie monitorização, oximetria de pulso, acessos venosos periféricos calibrosos e coleta de sangue para tipagem sanguínea e prova cruzada;
- Posiciona-se atrás da cabeça do paciente, que é firmada com as duas mãos, enquanto confere responsividade;
- O paciente encontra-se de olhos fechados, inquieto, gemente, consegue verbalizar, apesar de desorientado, queixando-se de muita dor (informado pelo instrutor);
- Como o paciente responde, a via aérea está pérvia. Oferece oxigênio por máscara de alto fluxo a 10 L/min (prepara-se para possível intubação);
- Reforça que o paciente já está com o colar cervical e avalia a região;
- Constata-se ausência de lesões cervicais (informado pelo instrutor);
- Realiza o tripé da letra A (*Airway*) e prossegue com exposição do tórax;
- À inspeção: escoriações em tórax e movimentos de inspiração e expiração do tórax de maneira assimétrica e descoordenada em hemitórax direito. O paciente está taquidispneico (informado pelo instrutor);
- À palpação: crepitações sugestivas de fraturas em mais de um segmento em três ou mais arcos costais consecutivos (informado pelo instrutor);
- À ausculta: bulhas cardíacas rítmicas, normofonéticas e taquicárdicas. Murmúrio vesicular aparentemente simétrico (informado pelo instrutor);
- À percussão: não são observadas alterações (informado pelo instrutor);
- Afirma que se trata de tórax instável e realiza imediatamente analgesia venosa e reposição volêmica cautelosa, destacando que o paciente já está em monitorização contínua e com oxigenoterapia.

Aplicando o Módulo I – *Advanced Trauma Life Support* (ATLS) ■ 59

- Obs.: Posteriormente, deverá reavaliar as medidas de suporte e solicitar exames, preferencialmente tomografia computadorizada de tórax, para investigar contusão pulmonar.

## ■ Tamponamento Cardíaco

Consiste no acúmulo de sangue entre os folhetos pericárdicos, causado principalmente por ferimentos penetrantes ou, ainda, por trauma contuso que acomete coração, vasos da base ou pericárdicos. Implica risco de vida, por provocar choque cardiogênico e/ou hipovolêmico. Pode ser clinicamente identificado pela Tríade de Beck, além de achados como pulso paradoxal e sinal de Kussmaul. O diagnóstico pode ser confirmado por meio do Ultrassom *Point of Care* (FAST), na sala de emergência por médicos capacitados, e tem acurácia de 90 a 95% para presença de líquido no pericárdio visualizada na janela pericárdica.

### Caso clínico

Paciente do sexo masculino, 52 anos de idade, vítima de acidente automobilístico, colisão do carro com um caminhão durante ultrapassagem. Estava conduzindo o carro, com cinto de segurança, com velocidade estimada em 140 km/h. Houve dificuldade em retirá-lo das ferragens, e os outros dois ocupantes do veículo, sua esposa e sua filha de 9 anos, faleceram na cena. O paciente é trazido pelo Corpo de Bombeiros ao pronto-socorro, imobilizado em prancha rígida, com colar cervical, sem outras intervenções realizadas no transporte.

### Ações críticas a serem avaliadas – Check list

- Ressalta que já está em local seguro e devidamente paramentado para iniciar o atendimento;
- Solicita apoio da equipe, para que já providencie monitorização contínua, oximetria de pulso, acessos venosos periféricos calibrosos e coleta de sangue para tipagem sanguínea e prova cruzada;
- Posiciona-se atrás da cabeça do paciente, que é firmada com as duas mãos, enquanto confere responsividade;
- Nota-se que o paciente se encontra de olhos fechados, emitindo apenas alguns ruídos incompreensíveis, imóvel (informado pelo instrutor);
- Como o paciente não responde, realiza manobra de elevação da mandíbula;
- A manobra parece melhorar um pouco os ruídos. Não há corpo estranho ou secreção na boca. Não observa sinais que indicam intubação orotraqueal imediata (informado pelo instrutor);

- Escolhe cânula de Guedel de tamanho adequado e introduz. Oferece oxigênio por máscara de alto fluxo a 10 L/min;
- Reforça que o paciente já está com o colar cervical e avalia a região;
- Observam-se turgência de jugular e ausência de lesões cervicais que comprometem a via aérea (informado pelo instrutor);
- Realiza o tripé da letra A (*Airway*) e prossegue com exposição do tórax;
- À inspeção: hematomas em tórax, equivalentes ao cinto de segurança e possivelmente ao forte atrito com o volante. Nota-se que o paciente está taquipneico (informado pelo instrutor);
- À palpação: crepitação sugestiva de fratura de costela em hemitórax esquerdo, sem enfisema subcutâneo ou outras alterações (informado pelo instrutor);
- À ausculta: bulhas cardíacas bastante hipofonéticas, parecem rítmicas e taquicárdicas. Murmúrio vesicular está simétrico, sem alterações (informado pelo instrutor);
- À percussão: aparentemente sem alterações (informado pelo instrutor);
- Afirma que existe a suspeita de tamponamento cardíaco. Questiona disponibilidade do Ultrassom *Point of Care* e disponibilidade de cirurgião. Não havendo, realiza imediatamente uma pericardiocentese de alívio, de preferência guiada por ultrassom, que tem valor diagnóstico e melhora a sintomatologia provisoriamente.
Obs.: Em momento posterior, deverá ser submetido a procedimento cirúrgico definitivo.

## ■ Treinamento da Pericardiocentese (Figura 7.36)

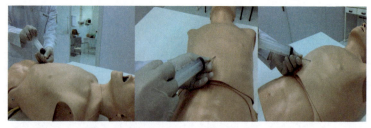

**Figura 7.36** – *Pericardiocentese.*

Materiais utilizados

- Monitor eletrocardiográfico;
- Ultrassom *Point of Care* (FAST);
- Jelco 14;

Aplicando o Módulo I – *Advanced Trauma Life Support* (ATLS) ■ 61

- Agulha;
- Manequim de trauma torácico.

## Ações críticas a serem avaliadas – Check list

- Anestesia o ponto de punção, na região subxifoidiana;
- Utilizando uma agulha de ponta romba ou jelco 14 e guiado por ultrassom na janela pericárdica, punciona logo abaixo do apêndice xifoide do esterno, em um ângulo de 45 graus e introduz apontando em direção à escápula esquerda do paciente, enquanto observa o ritmo eletrocardiográfico no monitor;
- Quando surge uma alteração eletrocardiográfica dita "corrente de lesão", como alteração acentuada do segmento ST-T, ou aumento do complexo QRS, entende que a agulha penetrou o pericárdio. Nesse momento, recua a agulha, até que o traçado eletrocardiográfico prévio reapareça;
- Aspira pequenas quantidades de sangue, como 15 a 20 mL, que são suficientes para alívio da sintomatologia e melhora da condição hemodinâmica do paciente.

O treinamento das leões traqueobrônquicas tem sido feito progressivamente quando trabalhamos os casos de abordagem das vias aéreas e nos casos de pneumotórax.

São trabalhados casos clínicos com as lesões de avaliação secundária no trauma torácico como pneumotórax simples, hemotórax, alargamento de mediastino, lesão diafragmática, contusão pulmonar, lesão de esôfago.

# 7.4 Circulação e Choque no Trauma

Luiz Ernani Meira Júnior

## ■ Conhecimento Prévio

- Avaliação das vias aéreas;
- Realização de medidas não invasivas e invasivas para mantê-las pérvias;
- Avaliação da ventilação;
- Identificação e tratamento inicial das principais lesões no trauma torácico;
- Exame físico do aparelho cardiovascular;
- Fisiopatologia e tipos de choque.

## ■ Objetivo Geral

- Identificar precocemente e iniciar tratamento para choque em paciente vítima de trauma.

## ■ Objetivos Específicos

- Realizar diagnóstico clínico e precoce do estado de choque;
- Identificar a causa do choque;
- Conduzir o tratamento inicial do choque.

## ■ Materiais Necessários

- Manequim de simulação *Ressusci Anne*;
- Suporte e quipo de soro;
- Jelco nº 14;
- Soro fisiológico 0,9%;
- Talas de imobilização;
- Compressas e gazes;
- Faixa para imobilização pélvica;
- Ultrassom FAST;
- Monitor multiparamétrico;
- Oxímetro de pulso;

Aplicando o Módulo I – *Advanced Trauma Life Support* (ATLS) ■ 63

- Estetoscópio;
- Materiais utilizados na aula prática de vias aéreas 1 e 2;
- Materiais utilizados na aula prática de trauma torácico.

## ■ Metodologia da Aula

Os estudantes têm, previamente, uma aula teórica, em que são abordados os conceitos fisiopatológicos, os tipos de choque e sua abordagem inicial no paciente politraumatizado. Na aula prática, trabalha-se com casos clínicos contextualizados de modo a que se revisem os passos do pré-atendimento, avaliação de vias aéreas e ventilação, seguindo então com o exame clínico, à procura dos sinais e sintomas de choque, para buscar sua causa e iniciar a conduta.

Seguindo a premissa de que **"no paciente politraumatizado em choque esse choque é hemorrágico até que se prove o contrário"**, na condução dos casos clínicos o estudante deve responder a duas perguntas e seguir com uma tomada de decisão.

### Questão 1: Esse paciente está em choque?

A resposta se dá mediante os achados do exame clínico. E, já que o choque, até que se prove o contrário, é hemorrágico, o estudante deve providenciar dois acessos venosos periféricos de grosso calibre (sendo que segundo a nova edição do ATLS agora se permite apenas um bom acesso venoso com jelco 18), coleta de sangue para tipagem sanguínea e prova cruzada, exames básicos e, no caso de pacientes do sexo feminino, b-HCG; e iniciar a reposição volêmica com 1 L de soro fisiológico ou Ringer lactato aquecido, acompanhando a resposta.

### Questão 2: Onde está o foco do sangramento?

O estudante deverá avaliar o paciente à procura do foco do sangramento, que pode ser externo, no tórax, abdome, pelve e/ou ossos longos. Nesse momento, os alunos são apresentados aos princípios do Ultrassom FAST. Posteriormente, no 11º período, há um treinamento específico em Ultrassonografia *Point of Care*.

Identificado o foco do sangramento no tórax ou no abdome, o aluno deverá acionar o cirurgião. Estando o sangramento na pelve ou em ossos longos, o aluno deverá acionar a ortopedia e promover a imobilização da pelve ou do membro acometido (**Figura 7.37**).

Pontos a serem avaliados

- Identificou o choque;
- Indicou o acesso venoso, tipagem sanguínea/prova cruzada;

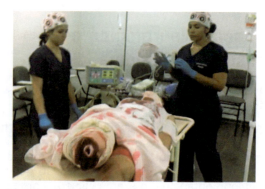

**Figura 7.37** – *Estudante realizando prática de choque do ATLS.*

- Iniciou corretamente a reposição volêmica, levando em consideração o conceito de hipotensão permissiva, quando indicada;
- Identificou o local do sangramento;
- Identificou os pontos de referência para o exame FAST;
- Indicou e aplicou, quando necessária, a imobilização pélvica;
- Acionou corretamente e em tempo hábil o especialista responsável para condução do paciente;
- Indicou adequadamente a necessidade de sondagens e de exames complementares.

Estamos discutindo segundo as novas orientações do ATLS os conceitos de tromboleastograma, uso do ácido tranexâmico, protocolo de transfusão maciça (regras transfusionais), auto-hemotransfusão, uso de torniquetes.

Tópicos referentes ao trauma abdominal e pélvico e temas referentes ao trauma na criança, idoso e gestantes são também discutidos

# 7.5 Avaliação Neurológica e Exposição no Trauma

Luiz Ernani Meira Júnior

nesse módulo do treinamento, sempre que possível utilizando casos clínicos.

## ■ Conhecimento Prévio

- Todos os passos incluídos no ABCDE do atendimento inicial à vítima de trauma;
- Escala de Coma de Glasgow;
- Exame físico neurológico sumário;
- Conceitos sobre controle de hipotermia;

## ■ Objetivo Geral

- Realizar avaliação neurológica sumária e exposição no paciente vítima de trauma.

## ■ Objetivos Específicos

- Aplicar a Escala de Coma de Glasgow e interpretar seu resultado;
- Realizar e compreender achados do exame neurológico sumário;
- Realizar exposição para avaliação da vítima de trauma, com os devidos cuidados;
- Prevenir hipotermia na vítima de trauma;
- Conhecer indicações e contraindicações de sondagens;
- Identificar exames complementares e avaliação de especialistas necessários em cada caso de trauma;
- Realizar avaliação secundária na vítima de trauma.

## ■ Materiais Necessários

- Manequim de simulação *Ressusci Anne,* com troca de pupilas;
- Material para curativos compressivos;
- Colar cervical.

## Metodologia da Aula

Os estudantes têm previamente uma aula teórica sobre traumatismo cranioencefálico (TCE), incluindo mecanismos de trauma, lesão primária e secundária, exame neurológico sumário, importância do ABC inicial e condução do TCE. Na aula prática, um aluno representa um paciente para que os demais possam exercitar o cálculo da Escala de Coma de Glasgow, além de avaliação de déficits motores e sensitivos.

Em uma maca anexa, encontra-se o manequim de simulação, que permite a troca das pupilas, podendo simular anisocoria. (**Figura 7.38**) São discutidos sinais clínicos de TCE e de fratura de base de crânio, indicação de exames complementares, em particular da tomografia computadorizada de crânio.

Também é trabalhada a maneira segura de realizar exposição do paciente para avaliação das extremidades, busca de fraturas, escoriações, ferimentos em dorso, lesões vasculares, palpação de pulsos e procura de outras lesões, além de destaque para sinais e cuidados referentes a trauma raquimedular (TRM). Em seguida, o aluno deve atentar para o controle de temperatura ou proteção contra hipotermia.

A simulação do atendimento da vítima não termina no ABCDE. O aluno deve indicar corretamente o uso e estar atento às contraindicações de sondagens, solicitar exames complementares e avaliação de especialistas de maneira individualizada e prosseguir com a avaliação secundária. Deve estar consolidado o pensamento alerta com as armadilhas do trauma, ciente da importância de reavaliações frequentes e da indicação de alta hospitalar, transferência ou internação

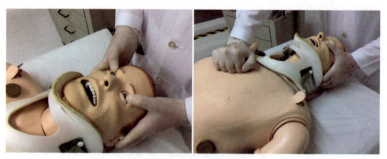

**Figura 7.38** – *Avaliação de pupilas e Escala de Coma de Glasgow.*

em enfermaria ou centro de terapia intensiva, de modo responsável.

Discutimos as diferenças entre o atendimento pré e intra-hospitalar, como atuar nos pacientes encaminhados pelo SAMU já com intervenções e como se preparar para uma possível transferência responsável.

Aplicando o Módulo I – *Advanced Trauma Life Support* (ATLS) ■ 67

## Pontos a serem avaliados

- Realizou o ABC da avaliação inicial;
- Identificou o TCE;
- Calculou adequadamente a Escala de Coma de Glasgow;
- Realizou a avaliação pupilar e de déficit motor/sensitivo;
- Identificou sinais de fratura de base de crânio;
- Avaliou sinais de TRM e de lesões de extremidades;
- Controlou adequadamente a temperatura corporal;
- Indicou adequadamente a tomografia computadorizada de crânio e acionou o neurocirurgião;
- Solicitou corretamente outros exames ou especialistas;
- Realizou avaliação secundária.

## ■ Caso Clínico – Trauma

Paciente de 21 anos foi vítima de queda de moto; usava capacete (que saiu durante a queda) e houve perda de consciência no local. Foi conduzido ao hospital por uma equipe básica de pré-hospitalar, sem nenhuma intervenção.

Obs.: apresentamos um caso de paciente que chega ao pronto--socorro sem intervenções para que o aluno possa exercitar o protocolo de atendimento ao trauma como um todo, baseando-se no ATLS.

### Ações críticas a serem cumpridas pelo aluno – *Checklist*

( ) Certificou que está devidamente paramentado e em local seguro

A. Vias aéreas: Respiração ruidosa (queda da língua)
   - ( ) Protegeu coluna cervical
   - ( ) Avaliou vias aéreas e situações de risco
   - ( ) Realizou manobra de abertura das vias aéreas
   - ( ) Colocou cânula de Guedel
   - ( ) Ofertou oxigênio suplementar
   - ( ) Monitorizou oximetria
   - ( ) Solicitou à equipe material de intubação

B. Inspeção: Escoriação em hemitórax direito; Taquipneia, FR 30, sem desvio de traqueia
Palpação: crepitação no 5° arco costal direito, sem enfisema subcutâneo. Expansibilidade reduzida à direita
Ausculta: MV reduzido em todo o hemitórax direito
Percussão: inespecífica
   - ( ) Realizou exame físico da letra B corretamente.

68 ■ Série Brasileira de Medicina de Emergência

( ) Suspeitou de pneumotórax.
( ) Manteve monitorização e solicitou radiografia de tórax.

C. Circulação – Pulso fino e taquicárdico, FC 130, PA 80 60, hipo-corado, perfusão reduzida. Abdome livre (FAST negativo), pelve instável, membros livres.
( ) Realizou exame físico da letra C corretamente.
( ) Identificou o estado de choque.
( ) Solicitou acesso venoso calibroso nos dois membros superiores (fossa antecubital, jelco 14 ou 16) e solicitou rotina laboratorial.
( ) Iniciou reposição volêmica de prova (1.000 a 2.000 mL SF0,9% ou Ringer lactato EV livre).
( ) Identificou o local do sangramento.
( ) Realizou o enfaixamento pélvico e acionou a ortopedia.

D. Estado neurológico: ECG 6/10 (AO1 RV 2,RM 3), pupilas ani-socóricas à direita (-4/+2)
( ) Procedeu à intubação orotraqueal (ver *check list* específico).
( ) Acionou equipe da neuro e solicitou TC de crânio.

E. Exposição: Membros, abdome e dorso livres
Obs.: Após a intubação, o aluno é informado de que o paciente evolui com piora (SpO$_2$ 80%, desvio de traqueia, MV abolido à direita, hipertimpanismo à percussão, dificuldade ventilatória)
( ) Identificou pneumotórax hipertensivo.
( ) Realizou toracocentese de alívio (ver *check list* específico).
( ) Acionou equipe de cirurgia para proceder à drenagem torácica.
Obs.: O aluno é informado dos achados (desde que solicitados por ele) à medida que examina o paciente simulado. Em cada etapa, cada achado exige uma conduta (ver *check list* a seguir).

## ■ Prova Prática

**Curso:** Suporte Avançado no Trauma     **Data:**___/___/___
**Nome:**_____

Valor 30 pontos:
- Postura, posicionamento, atitude (5 pontos)_____
- Seguir a ordem correta de atendimento, identificando e tratando, **no tempo correto,** as lesões com risco de vida imediato (5 pontos)
_____
- Avaliação das habilidades (20 pontos) _____
No caso de morte devido a sequência incorreta ou a falha técnica, zera os itens relacionados.

# Capítulo 8

# Aplicando o Módulo II – ACLS

Luiz Ernani Meira junior
Paulo Fernando Aguiar
Eduardo Gonçalves

Este módulo ocorre no 8° período, com metade da turma, dividida em 5 grupos de 6 alunos, em 10 encontros. Toda semana, cada grupo tem uma aula prática de 2 horas, quando são trabalhadas as habilidades contextualizadas em casos clínicos sobre um protocolo. Na 2ª semana, é realizado um treinamento com casos clínicos em suporte básico de vida e, na 3ª semana, os alunos são avaliados nesse atendimento.

Da 6ª à 9ª semana, são realizados treinamentos com casos clínicos de todo o conteúdo trabalhado no protocolo do ACLS. Na 10ª semana, é realizada uma prova prática usando manequim de simulação, quando são avaliados postura e atitude, trabalho em equipe e comunicação, e as habilidade referentes ao suporte básico e avançado de vida.

## ■ Aulas teóricas

- Aula 1: Princípios do BLS (RCP de qualidade e desfibrilação precoce).
- Aula 2: Treinamento de BLS/RCP e DEA (casos clínicos).
- Aula 3: Avaliando a *performance* no BLS.
- Aula 4: Ritmos de PCR chocáveis (FV/TV) e uso do Desfibrilador/Cardioversor.
- Aula 5: Ritmos não chocáveis (Assistolia e AESP) 5Ts e 5Hs.
- Aula 6: Casos clínicos FV/TV.
- Aula 7: Casos clínicos AESP e Assistolia.
- Aula 8: Casos clínicos FV/TV.
- Aula 9: Casos clínicos AESP e Assistolia.
- Aula 10: Prova ACLS.

# ■ Atividades práticas no LabSim

### • Suporte básico de vida no adulto
* Realizar trabalho em equipe.
* Desenvolver habilidades em RCP de qualidade e desfibrilação.
* Realizar exame físico dirigido.
* Desenvolver raciocínio lógico.
* Trabalhar com casos clínicos.

## Suporte avançado de vida no adulto

* Trabalhar em equipe.
* Saber conduzir o caso.
* Saber realizar cada função do membro da equipe.
* Adquirir habilidade na técnica de RCP.
* Identificar os ritmos de PCR.
* Trabalhar com casos clínicos.

## Ritmos de PCR – Parte 1

* Reconhecer os sinais de fibrilação ventricular.
* Identificar uma taquicardia ventricular sem pulso.
* Diferenciar ritmos chocáveis de não chocáveis.
* Usar o monitor cardíaco.
* Manusear o desfibrilador e o cardioversor.

## Ritmos de PCR – Parte 2

* Identificar o ritmo de assistolia.
* Saber realizar o Protocolo de Linha Reta.
* Identificar uma AESP.
* Conhecer os 5H's e 5T's.
* Conduzir o caso de acordo com a provável causa de PCR.
* Conhecer os sinais sugestivos de cada causa de PCR.

## 8.1 Suporte Básico de Vida no Adulto

Eduardo Gonçalves
Paulo Fernando Aguiar
Caroline Maria Mameluque e Silva
Débora Fonseca Guimarães

### ■ Conhecimento Prévio

- Anatomia, fisiologia e semiologia respiratória e cardiovascular.
- Recursos de biossegurança e materiais utilizados.
- As últimas diretrizes nacionais e internacionais que orientam as medidas de Suporte Básico de Vida.

### ■ Objetivo Geral

- Desenvolver habilidades no atendimento ao paciente adulto em parada cardiorrespiratória no ambiente extra-hospitalar.

### ■ Objetivos Específicos

- Reconhecer adequadamente uma parada cardiorrespiratória (PCR) em paciente adulto.
- Assimilar o passo a passo das manobras de ressuscitação cardiopulmonar (RCP) realizadas por leigos e no ambiente extra-hospitalar.
- Realizar compressões torácicas eficazes.
- Conhecer e manipular corretamente dispositivos ventilatórios não invasivos.
- Utilizar o desfibrilador externo automático (DEA).
- Identificar o retorno à circulação espontânea (RCE).

### ■ Materiais Necessários

- Manequim *Little Anne*
- Desfibrilador automático externo (DEA)-AED *Trainer* 2

# 72 ■ Série Brasileira de Medicina de Emergência

- Dispositivo bolsa-válvula-máscara
- Luvas de procedimento
- *SimPad*

## ■ Metodologia da Aula

A aula começa com breve explanação sobre a importância da identificação de uma parada cardiorrespiratória (PCR) e início de tratamento por leigos no ambiente extra-hospitalar, reforçando o impacto positivo na sobrevida. Em seguida, são apresentados os materiais possivelmente utilizados, ressaltando que, com exceção do desfibrilador externo automático (DEA), demais dispositivos têm papel secundário na ressuscitação cardiopulmonar (RCP). Logo, são iniciadas as simulações de casos clínicos em diferentes contextos, como: com um socorrista ou mais, com dispositivos ventilatórios disponíveis ou não, com acesso a DEA ou não, e em situações especiais. Cada estudante tem a oportunidade de atuar como responsável pela assistência e receber as devidas orientações que lhe cabem. Ao final, discute-se sobre pontos positivos e negativos a serem destacados no desempenho.

## ■ Casos clínicos de Suporte Básico de Vida

Para simulação dos atendimentos, o professor deve caracterizar o contexto em que o estudante atuará e, após cada atitude, fornecer novas informações que guiem os próximos passos. A seguir, as informações/perguntas são ditas pelo professor e as respostas são avaliadas conforme a sugestão descrita, lembrando que essas respostas devem ser demonstradas no manequim, como se fosse em uma situação real, e não somente expostas verbalmente.

### Caso clínico 1

Você não é um profissional de saúde e está realizando uma caminhada quando observa um senhor de aparentemente 50 anos cair na calçada sem nenhum acompanhante.

1. O que você faz?

   R: Certificar-se de que o local é seguro, checar responsividade, observar respiração. A palpação do pulso carotídeo não é obrigatória.

2. Após diagnosticar que a vítima está em uma PCR, qual é o próximo passo? Obs.: Você está sem telefone celular e não há ninguém próximo.

   R: Buscar ajuda, mesmo que para isso tenha que se afastar da vítima temporariamente. Retornar logo em seguida, para iniciar manobras.

Aplicando o Módulo II – ACLS ■ 73

3. Enquanto o serviço de emergência não chega ao local, qual é a sua conduta?

R: Realizar apenas compressões com o tórax da vítima desnudo e, (caso houvesse algum dispositivo de barreira, como a máscara de bolso, poderia intercalar com ventilações na relação de 30 compressões para 2 ventilações; como não haverá, compressões torácicas serão eficazes até a chegada de ajuda). Caso alguém se aproxime, revezar nas compressões a cada 2 minutos, para evitar fadiga e mantê-las eficientes.

4. Com a chegada do SAMU, qual é a conduta adequada?

R: Enquanto alguém comprime, outra pessoa prepara o DEA, pois a desfibrilação deve ser precoce e não deve aguardar 5 ciclos para ser realizada. Interromper compressões apenas quando o DEA solicitar que se afaste para analisar ritmo cardíaco.

5. Caso o paciente tenha um adesivo medicamentoso na região de colocação das pás do DEA, como proceder?

R: Devem-se remover os adesivos medicamentosos do tórax do paciente, para, então, posicionar as pás do DEA.

6. Ao analisar o ritmo, o DEA recomenda o choque. Como agir?

R: Afastar-se, solicitar e certificar-se de que todos se afastaram também e aplicar o choque. Após o choque, retornar imediatamente com compressões torácicas, revezando os socorristas. Não olhar pulso após o choque e manter as pás no paciente.

7. Após 2 minutos, o DEA analisa o ritmo novamente, e o choque não é recomendado. Qual é a conduta?

R: O choque pode não ter sido recomendado devido ao fato de o ritmo ser não chocável OU o paciente ter retornado à circulação espontânea. Portanto, deve-se conferir o pulso carotídeo e a respiração – pulso PRESENTE e respiração AUSENTE: realizar ventilação de resgate, com 1 ventilação a cada 5 a 6 segundos, e verificar pulso a cada 2 minutos, enquanto aguarda condução até serviço de saúde por unidade móvel; pulso AUSENTE: compressões torácicas e ventilações; pulso e respiração PRESENTES: colocar a vítima em decúbito lateral (posição de recuperação), observação atenta, enquanto aguarda condução até serviço de saúde por unidade móvel.

*O ACLS não recomenda conferir pulso quando o DEA não indica o choque na primeira análise do DEA, mas não especifica a conduta nas demais avaliações. Porém, é prudente que essa avaliação seja feita nas demais análises. Deve-se discutir a justificativa para cada atitude.

8. Houve retorno da circulação espontânea. Qual é a conduta?

R: Observar o paciente, pois pode ter uma nova PCR a qualquer momento. Desse modo, não retirar as pás do DEA, conferir pulso a cada 2 minutos e aguardar a avaliação do SAV. Se o paciente estiver inconsciente, colocá-lo em posição de recuperação.

## 74 ■ Série Brasileira de Medicina de Emergência

## Caso clínico 2

Enquanto estava no aeroporto aguardando seu voo, você avista uma senhora de aparentemente 60 anos caindo subitamente na fila do *check in*.

1. Considerando que você é um profissional de saúde, qual é a sua conduta?

   R: Providenciar a segurança do local, pedindo que as pessoas se afastem. Conferir responsividade, respiração e pulso carotídeo, solicitar o DEA a alguém e pedir que outra pessoa comunique o SAMU sobre o ocorrido.

2. Uma pessoa foi providenciar o DEA. Qual é a sua conduta?

   R: Enquanto o DEA não chega, realizar compressões no tórax desnudo e ventilações, caso haja dispositivo de barreira.

3. O DEA chega e, quando você está colocando as pás, percebe que há uma elevação no tórax, correspondendo à presença de gerador de marcapasso. Qual será a posição das pás, nessa situação?

   R: Afastar as pás pelo menos 8 cm do gerador do marcapasso e, caso não seja possível, colocá-las em posição alternativa como anteroposterior.

4. Após colocar as pás, o DEA começa analisar o ritmo. Qual é o procedimento?

   R: Pedir que todos se afastem do paciente, para não prejudicar a análise.

5. O choque é indicado e aplicado. Qual a é conduta?

   R: Reiniciar as compressões, solicitando que outra pessoa realize-as, explicando a técnica correta, enquanto o SAV chega.

## Caso clínico 3

Você, profissional de saúde, está de férias no clube e avista uma pessoa gritando por ajuda dizendo que o marido desmaiou dentro da piscina. Ele foi retirado da água, mas está inconsciente. A mulher afirma que o marido é cardiopata e hipertenso, tem 56 anos de idade.

1. Qual é a sua conduta? Não há trauma, nem houve afogamento.

   R: Certificar-se de que o local está seguro, a vítima está em superfície seca. Conferir responsividade, observar a respiração, palpar o pulso carotídeo e solicitar que alguém acione o serviço médico de urgência, enquanto você realiza compressões torácicas. A cada 2 minutos, revezar com outra pessoa a função das compressões torácicas, para evitar fadiga.

2. Após 10 minutos, o SAMU chega, e as pás serão colocadas no paciente. Qual é o cuidado que se deve tomar, nesse caso?

R: Secar o tórax da vítima, para que as pás fiquem aderidas à pele proporcionando análise do ritmo e oferta do choque. Ao conectar o DEA, observar se o paciente se encontra sobre uma poça de água que chega até você. Se o atinge também, retirar o paciente da poça de água. Após o choque, caso seja indicado, reiniciar imediatamente as compressões torácicas, mantendo as pás do DEA no paciente. Com a chegada do SA-MU e, consequentemente, de dispositivo ventilatório, devem-se acrescentar as ventilações, na proporção de 30 compressões seguidas de 2 ventilações.

## Caso clínico 4

Enquanto fazia compras no shopping, você percebe uma multidão reunida em volta de um senhor de aparentemente 52 anos, que está deitado no chão e apresenta contraturas musculares torácicas. Um familiar afirma que a vítima é cardiopata e já realizou implante de um dispositivo no tórax.

1. Qual é sua conduta?

    R: O paciente provavelmente é portador de cardiodesfibrilador implantável (CDI) que está desfibrilando o paciente, por detectar alguma arritmia. O mais adequado é esperar que o aparelho desfibrile o paciente, sem tocá-lo.

2. Após alguns segundos, a vítima fica em repouso, mas inconsciente. Qual é o próximo passo?

    R: Pedir para que todos se afastem, conferir responsividade, observar respiração, pulso carotídeo e designar funções: pedir que alguém verifique se existe um DEA no *shopping* e que outra pessoa acione o serviço médico de urgência.

3. Ao expor o tórax do paciente, a presença de elevação no tórax reforça a hipótese de CDI e, provavelmente, não foi suficiente para reverter a arritmia. Qual é o procedimento adequado?

    R: A RCP deve ser iniciada com compressões torácicas, revezando a cada 2 minutos e atentando para que seja eficaz.

## Caso clínico 5

Você é um profissional do SBV em unidade móvel e é designado para uma ocorrência. Familiar informou que o paciente tem 68 anos, é cardiopata em uso de diversos medicamentos, encontra-se em sua cama, não responde  nem desperta, ao ser chamado de forma vigorosa.

1. Como você inicia o atendimento?

    R: Certificar-se de que o local é seguro e você está devidamente paramentado. Conferir responsividade, respiração e pulso carotídeo. Constatada a PCR, solicitar que comuniquem o SAV, peguem o DEA e iniciem compressões torácicas, após

# 76 ■ Série Brasileira de Medicina de Emergência

colocar o paciente em superfície rígida, que pode ser no chão do quarto. Realizar ventilações com dispositivo bolsa-válvula-máscara, na proporção de 30 compressões para 2 ventilações. O líder deve manter-se coordenando a equipe.

2. Você observa que o paciente possui pelos excessivos. Quais ações devem ser tomadas por você, nesse caso?

   R: Remover o excesso de pelos do tórax, podendo usar as próprias pás do DEA nessa ação, e outras novas para a desfibrilação. Pode haver lâminas no Kit DEA ou depilar a região com um esparadrapo. Quando o DEA solicitar que todos se afastem, reforçar o pedido, inclusive para quem estiver auxiliando na ventilação. Portanto, verificar que não há ninguém tocando o paciente e afastar o cilindro de $O_2$ quando o choque for recomendado, para se evitar formação de faíscas.

3. Após o choque aplicado, que fazer?

   R: Reiniciar imediatamente com compressões torácicas realizadas por outro socorrista. Manter ventilações na proporção 30:2. Não desconectar eletrodos do DEA do paciente, que fará nova análise após 2 minutos. Manter assistência até a chegada da unidade móvel de SAV, atentando para a qualidade das manobras realizadas.

4. Para quais pontos deve-se atentar para a efetividade das compressões torácicas?

   R: Para compressões eficazes: paciente estar sobre superfície rígida antes de iniciar compressões torácicas; posicionamento correto (do corpo do socorrista em relação ao paciente, das mãos, e não flexionar os braços ao comprimir); imprimir força apropriada para profundidade de 5 a 6 centímetros; frequência de 100 a 120 compressões por minuto; permitir retorno do tórax; minimizar interrupções; revezar o socorrista a cada 2 minutos se possível; evitar excesso de ventilações. Caso a assistência seja em equipe, o líder deve observar a técnica, sugerindo correções, ou mesmo informando que está satisfatória.

## Pontos a serem avaliados

- Ter postura profissional.
- Realizar comunicação eficaz.
- Trabalhar em equipe e atuar como líder .
- Assegurar segurança da cena.
- Reconhecer a PCR.
- Solicitar ajuda.
- Realizar compressões torácicas eficazes.
- Indicar ou não ventilações adequadamente.
- Usar o DEA corretamente.

Apresentar conduta apropriada após uso do DEA.

O Suporte Básico de Vida (SBV) é um atendimento primário, com procedimentos simples, que devem ser realizados imediatamente por qualquer pessoa diante de uma vítima com parada cardiorrespiratória (PCR).

Abaixo estão apresentados os pontos a serem abordados no treinamento do suporte básico de vida:

1. **Avaliar segurança do local**
2. **Identificar uma PCR**
3. **Chamar ajuda local e do SAMU**
   __Obs.: Segundo as diretrizes de RCP 2015, seria bastante prático para o profissional de saúde continuar a avaliar a respiração e o pulso simultaneamente, antes de acionar totalmente o serviço médico de emergência.
4. **Iniciar no local, o mais precocemente, as compressões torácicas (Figura 8.1)**
   - As compressões devem atingir uma profundidade do tórax de pelo menos 2 polegadas (5 cm), mas não deve ser superior a 2,4 polegadas (6 cm). **(Figura 8.2)**
   - A frequência de compressões a serem realizadas deve ser de 100 a 120 por minuto.
   - Conferir o pulso carotídeo ou femoral a cada 2 minutos, caso o DEA ainda não esteja disponível.
5. **Iniciar a ventilação**
   - Manobras de abertura das vias aéreas **(Figura 8.3 e 8.4)**
   - Técnica de ventilação com o dispositivo ventilatório bolsa-válvula-máscara. **(Figura 8.5)**
   - Ciclo de RCP: 30 compressões/2 ventilações. Deve ser repetido 5 vezes. **(Figura 8.6)**

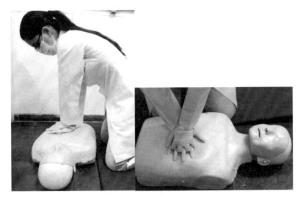

**Figura 8.1** – *Posição correta da manobra.*

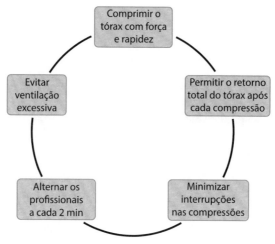

**Figura 8.2** – *RCP de alta qualidade.*

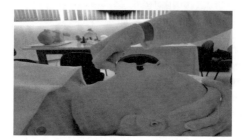

**Figura 8.3** – *Manobra de hiperextensão da cabeça e elevação do queixo (*chin lift*).*

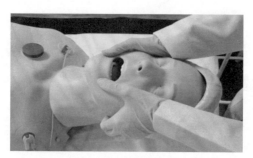

**Figura 8.4** – *Manobra de elevação do ângulo da mandíbula (*jaw thrust*).*

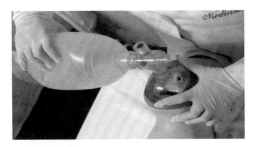

**Figura 8.5** – *Manobra do C-E.*

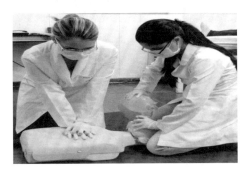

**Figura 8.6** – *RCP com dois socorristas.*

6. **Desfibrilação**
   - O uso do Dispositivo Externo Automático (DEA) (**Figura 8.7**) deve ser feito assim que este estiver disponível, seguindo as etapas universais para operar um DEA. É importante conhecer o posicionamento correto das pás. (**Figura 8.8**)
   - Antes de apertar o botão para emitir o choque, certificar-se de que ninguém está em contato com o paciente. Dizer: "Eu me afasto, todos se afastem, choque no 3. 1, 2, 3, choque".

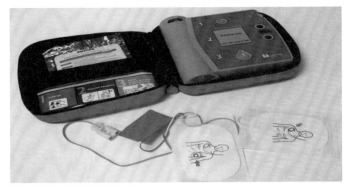

**Figura 8.7** – *Desfibrilador Externo Automático DEA.*

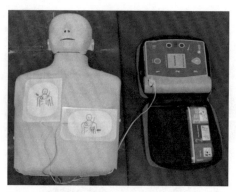

Figura 8.8 – *Colocação do DEA.*

- Reiniciar imediatamente as compressões torácicas.
- Caso o choque não seja recomendado, reiniciar as compressões torácicas.
- Quando o DEA avaliar o ritmo pela segunda vez em diante e não recomendar o choque, verificar o pulso:
  - Se pulso presente, mas respiração agônica: realizar ventilação de resgate e verificar pulso a cada 2 minutos;
  - Se pulso e respiração presente e normal, mas paciente inconsciente, colocá-lo em posição de recuperação.
  - Se pulso e respiração ausentes, reiniciar compressões torácicas.
- Situações especiais para a utilização do DEA: portador de marca-passo (MP) ou cardioversor-desfibrilador implantável (CDI); excesso de pelos no tórax; tórax molhado; adesivos de medicamentos/hormonais.

Observe o Algoritmo de PCR na **Figura 8.9**.

Aplicando o Módulo II – ACLS ■81

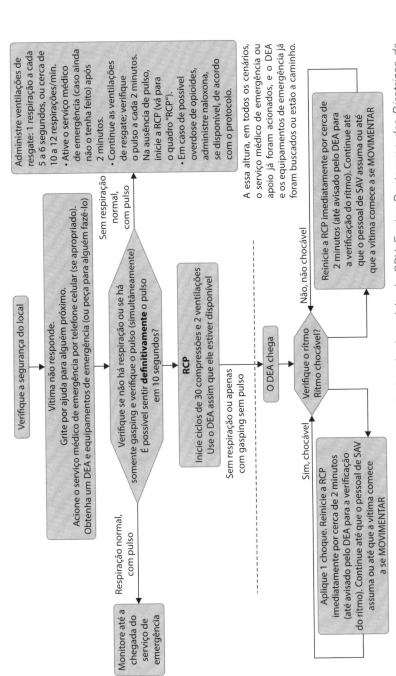

**Figura 8.9** – Algoritmo de PCR em adultos para profissionais da saúde de SBV. Fonte: Destaques das Diretrizes da American Heart Association 2015 para RCP e ACE.

## 8.2 Suporte Avançado de Vida no Adulto

Eduardo Gonçalves
Paulo Fernando Aguiar
Caroline Maria Mameluque e Silva
Débora Fonseca Guimarães
Brendow Ribeiro Alencar

## ■ Conhecimento Prévio

- Destaques das Diretrizes da American Heart Association 2015 para RCP e ACE.
- Anatomia e fisiologia.
- Recursos de biossegurança e materiais utilizados.

## ■ Objetivo Geral

- Adquirir habilidade e conhecimento em relação ao manejo da reanimação cardiopulmonar no adulto (RCP), quando recursos adicionais estão disponíveis.

## ■ Objetivos Específicos

- Trabalhar em equipe.
- Saber conduzir o caso.
- Saber realizar cada função do membro da equipe.
- Adquirir habilidade na técnica de RCP.
- Identificar os ritmos de PCR.

## ■ Materiais Necessários

- Manequim *Little Anne*.
- Dispositivo bolsa-válvula-máscara.
- Luvas de procedimento.
- Monitor/Desfibrilador manual.

## Caso clínico 1

Você, médico plantonista no setor de clínica médica, estava atendendo um paciente, quando um acompanhante veio correndo a seu encontro, dizendo que o pai havia desmaiado no quarto ao lado. Imediatamente você vai ao encontro do paciente.

1. Qual é a sua conduta inicial?

    R: Avaliar a presença de PCR testando responsividade, conferindo respiração e pulso carotídeo simultaneamente, assim como no SBV.

2. Constatou-se, então, que o paciente estava em PCR. Qual é o próximo passo?

    R: Solicitar ajuda, pedindo o carrinho de emergência para monitoração e atribuir funções. Pede-se um profissional de saúde para comprimir, um para ventilação, outro para realizar acesso venoso e aplicar drogas, outro para realizar anotações, outro para conseguir informações da história pregressa e monitorização do paciente. Enquanto isso, você, como líder da situação, decidirá as ações e pensará em qual é a causa provável da PCR.

3. Qual o cuidado que se deve ter ao realizar compressões na maca?

    R: Providenciar uma superfície rígida para ser colocada sob o dorso do paciente; geralmente uma tábua.

Terminando os 5 ciclos de compressões, vemos no monitor mostrar o ritmo conforme a **Figura 8.10**.

4. Qual é a conduta?

    R: Realizar o protocolo de linha reta, para confirmar se trata-se de uma assistolia: verificar se os cabos estão conectados, aumentar o ganho, e mudar derivação.

5. Após confirmação do ritmo, qual é a conduta?

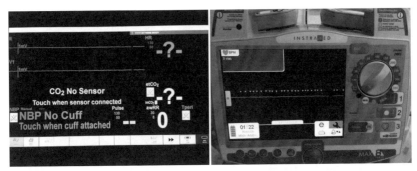

**Figura 8.10** – *Registro do monitor após os 5 ciclos de compressão.*

R: Não pode desfibrilar o paciente, pois é um ritmo não chocável. Deve-se, portanto, reiniciar as compressões e administrar epinefrina.

6. Enquanto as compressões estão sendo realizadas e após administrar epinefrina, você é informado de que se trata de um senhor de 70 anos, portador de doença de Alzheimer, em tratamento para gastroenterite. À ectoscopia, encontrava-se emagrecido, com sinais de desidratação. Diante da história, qual é sua conduta?
R: Administrar volume, pois a provável causa da PCR é HIPOVOLEMIA devido à desidratação.

7. Após quanto tempo se devem encerrar os esforços?
R: Essa decisão não é tão simples quanto um mero intervalo de tempo. Devem-se considerar vários fatores: tempo do colapso à RCP, tempo do colapso à primeira tentativa de desfibrilação; doenças prévias ou comorbidades, estado pré parada, ritmo de parada inicial, resposta às medidas de ressuscitação.

## Caso clínico 2

Você é um médico intercorrista e é chamado para avaliar um paciente de 80 anos, que estava intubado e sedado devido a insuficiência respiratória, em tratamento de DPOC exacerbado, e evoluiu com queda da saturação de oxigênio e com o ritmo mostrado na **Figura 8.11**.

1. Qual é a sua conduta inicial?
R: Verificar se o paciente está em PCR. Conferir responsividade, mesmo que ele esteja sedado; avaliar a respiração e o pulso carotídeo.

2. Após essas ações, a PCR foi confirmada. Qual é o próximo passo?
R: Solicitar ajuda, pedindo o carrinho de emergência e atribuir funções. Solicitar um compressor, uma pessoa para a ventila-

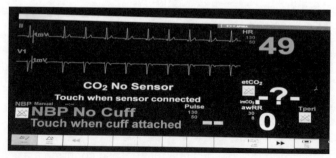

Figura 8.11 – *Registro do monitor.*

ção, outra para realizar acesso venoso, caso ainda não haja, e aplicar medicações, e outra, para anotações.

3. Como deve ser a ventilação, nesse caso?

R: Uma ventilação a cada 6 segundos, em assincronia com as compressões.

4. Após 5 ciclos de RCP, você avalia o ritmo no monitor, que mostra o mesmo padrão eletrocardiográfico. Qual é a conduta?

R: Verificar o pulso, para confirmar a AESP.

5. Após a confirmação do ritmo, qual é o próximo passo?

R: Não desfibrilar o paciente. Reiniciar as compressões. Administrar epinefrina.

6. O enfermeiro que está na ventilação informa-lhe que o paciente está difícil de ventilar, e você percebe distensão das vias do pescoço, desvio traqueal e, à ausculta pulmonar, o pulmão esquerdo apresenta murmúrio ABOLIDO e, à percussão, hipertimpanismo. Qual é a hipótese diagnóstica e a conduta imediata?

R: Pneumotórax hipertensivo e toracocentese de alívio.

7. Após o procedimento, a análise do ritmo no monitor continua a mesma, e você aplicou epinefrina há 2 minutos. Qual é a conduta?

R: Conferir o pulso carotídeo ou femoral, e caso esteja ausente, retornar às compressões e não administrar medicamentos.

8. Após essas medidas, houve RCE. Quais os cuidados a serem tomados?

R: Continuar monitorando o paciente, otimizar ventilação e oxigenação: Manter saturação de $O_2 \geq 94\%$, Tratar hipotensão: manter PAS > 90 mmHg e PAM > 65 mmHg. Providenciar vaga em UTI. Solicitar exames como: hemograma, ionograma, gasometria, glicose, raio X de tórax, ECG e outros. Realizar drenagem torácica e, provavelmente, nova intubação, pois a intubação seletiva pode ter sido causa do pneumotórax e, consequentemente, PCR do paciente.

## Caso clínico 3

Você é médico do SAMU e é acionado pelo SBV para atender uma PCR de uma senhora de 50 anos, diabética em uso de metformina e portadora de doença renal crônica e que já estava em PCR por 30 minutos, tendo sido feitos ciclos de RCP pelo suporte básico. Sua equipe realiza as compressões e ventilação, monitora a paciente e realiza acesso venoso. O ritmo encontrado foi o que vemos na **Figura 8.12**.

1. Qual é a conduta?

R: Realizar protocolo de linha reta e, caso confirme a assistolia, retornar as compressões e administrar epinefrina.

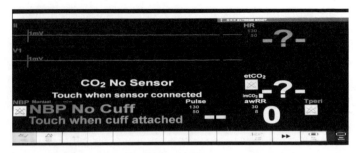

**Figura 8.12** – *Registro do monitor.*

2. Diante dos dados clínicos, qual é a provável causa da PCR e a conduta mais adequada?
   R: Acidose metabólica. Realizar bicarbonato de sódio 1 mEq/kg. Considerar também possibilidade de hipercalemia e administração de gluconato de cálcio como tratamento.
3. Pensando nas possíveis causas da PCR, você examina a paciente e observa hipofonese de bulhas, hipotensão arterial e turgência jugular. Qual é a provável causa e a conduta?
   R: Tamponamento cardíaco e pericardiocentese de alívio.

## Caso clínico 4

Você é médico do SAMU e é acionado pelo SBV para atender uma PCR de um homem de 50 anos, hipertenso e cujo colapso foi presenciado por um familiar que afirmou que o paciente estava queixando-se de dor precordial há 1 hora, associada a dispneia e tontura.
1. Com esses dados, qual é a causa mais provável e a conduta?
   R: Síndrome coronariana aguda. Em pacientes com PCR sem embolismo pulmonar conhecido, o tratamento fibrinolítico de rotina administrado durante uma PCR não apresenta benefícios e não é recomendado. Deve-se apenas realizar RCP de qualidade.
2. Após medidas iniciais do SAV, o monitor mostra o seguinte ritmo visto na **Figura 8.13**.
3. Qual é a conduta?
   R: Verificar presença de pulso carotídeo. Se ausente, retornar as compressões. Não desfibrilar.
4. Considerando que o ritmo no monitor está organizado e, ao checar o pulso carotídeo, ele está presente, bem como a respiração. Qual é o próximo passo?
   R: Iniciar cuidados pós-PCR. Continuar monitorando o paciente, otimizar ventilação e oxigenação: manter saturação de $O_2 \geq 94\%$, considerar via aérea avançada e capnografia. Não hiperventilar.

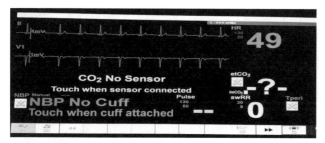

Figura 8.13 – *Registro do monitor.*

Tratar hipotensão: manter PAS > 90 mmHg e PAM > 65 mmHg. Providenciar o transporte intra-hospitalar e vaga em UTI. Solicitar exames como: hemograma, glicemia, ionograma, gasometria arterial, ECG, Rx de Tórax e Cineangiocoronariografia ("CATE").

## Caso clínico 5

Você é médico e está em seu plantão na urgência de um hospital, quando um paciente do sexo masculino, de 60 anos, hipertenso, com dor precordial em aperto, sudorese e dispneia, que estava aguardando a realização do ECG sofre um colapso, e você é chamado, pelo acompanhante, para prestar-lhe socorro.

1. Quais as primeiras ações básicas a serem feitas, nesse caso?

    R: Avaliar a presença de PCR testando responsividade, conferindo a respiração e o pulso carotídeo, simultaneamente, assim como no SBV.

2. Você verifica que o paciente se encontra em PCR, e logo delega ações para os demais profissionais do setor que responderam a seu chamado. Quais ações são essenciais, nesse momento?

    R: Deve-se monitorizar o paciente com um monitor multiparâmetros encontrado no "carrinho de parada". Delegar tarefas a cada um, sendo que o médico geralmente fica responsável pela via aérea e coordenação das ações; uma pessoa deve iniciar as compressões torácicas imediatamente; e outra fica responsável pelo acesso venoso e administração das drogas; e, se possível, um observador que deve anotar os ciclos já realizados e drogas utilizadas.

3. O paciente já está recebendo as compressões torácicas (primeiro ciclo); o acesso venoso ainda não foi obtido, e o paciente já está monitorizado. Ao fim do primeiro ciclo, você se afasta do paciente e observa o ritmo no monitor (**Figura 8.14**). Qual é o ritmo, nesse caso, e a ação imediata?

    R: O paciente encontra-se com uma TVSP, e a ação imediata é a desfibrilação, seguida de compressões torácicas imediatas.

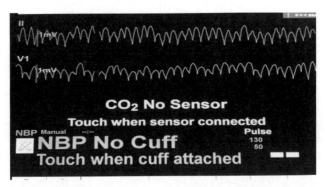

Figura 8.14 – *Registro do monitor.*

4. Quais os tipos de desfibriladores podem ser usados, qual carga deve ser utilizada, posicionamento das pás e cuidados a serem tomados?

   R: Existem dois tipos de desfibriladores disponíveis: um monofásico que apresenta corrente unidirecional; e um bifásico, com corrente bidirecional; que necessita de menor energia. No primeiro, usa-se uma carga de 360J e, no segundo, de 120-200J. Se o socorrista desconhece as orientações do fabricante, o choque deve ser administrado com a energia máxima disponível no aparelho, e os choques subsequentes devem ser com energia igual ou superior à primeira. O posicionamento das pás mais utilizado é anterolateral, no qual as pás devem ser posicionadas na projeção do ápice cardíaco e abaixo da clavícula direita; ou anteroposterior. Deve-se sempre utilizar gel nas pás, para melhorar a condução elétrica e evitar queimaduras no paciente. Sempre verificar se não há ninguém tocando o paciente, e se o cilindro de $O_2$ está afastado.

5. Após a desfibrilação, reiniciam-se as compressões imediatamente. O paciente já está com acesso venoso disponível, e você delega ao profissional responsável a infusão de uma droga. Nesse caso, qual é a droga indicada e sua dose?

   R: Deve-se usar a Epinefrina 1 mg-1 mL, acompanhada de *bolus* de 20 mL de ABD, ou soro fisiológico, e elevar o braço do paciente por 10 segundos.

6. Após finalizar o segundo ciclo de compressões, você analisa o ritmo e percebe que houve manutenção do ritmo de TVSP. Qual é sua conduta?

   R: O paciente encontra-se com uma TVSP refratária e é indicada a desfibrilação, compressões imediatas e uso de Amiodarona na dose de 300 mg mais *bolus* de 20 mL de ABD ou SF e elevar o braço do paciente por 10 segundos

7. Caso o paciente mantenha esse ritmo, qual a sequência de drogas a serem administradas, suas doses e intervalos mínimos?
   R: A próxima droga será a Adrenalina 1 mg, devendo ter intervalo de 3-5 minutos entre suas doses; Amiodarona 150 mg com intervalo mínimo de 3-5 minutos.

## Caso clínico 6

Você é o médico responsável pelo CTI e está acompanhando vários pacientes em estado grave, intubados, alguns em estado de choque. Uma paciente, em particular, do sexo feminino, 70 anos de idade, diabética e tabagista está em recuperação de uma angioplastia primária, após IAM extenso. Ela encontra-se intubada, sedada e monitorizada. Após alguns minutos, você percebe a mudança do ritmo no monitor (**Figura 8.15**), sendo que, anteriormente, apresentava-se em ritmo sinusal regular.

1. Qual é seu diagnóstico?
   R: O paciente apresenta ao ECG um padrão de FV.
2. Você diagnostica o paciente em PCR com o ritmo em questão. Qual é a primeira ação a ser realizada e que comprovadamente reduz a mortalidade, nesses casos?
   R: Como a paciente está monitorizada e o desfibrilador está em fácil acesso, deve-se proceder com a desfibrilação imediata e, logo após, iniciar as compressões torácicas. Enquanto o desfibrilador é preparado, deve-se manter as compressões torácicas.

## Caso clínico 7

Ao se deparar com um paciente em PCR no SAV com ritmos não chocáveis (AESP ou Assistolia), deve-se analisar a história do paciente, medicamentos em uso, patologias existentes e situação em que o paciente foi encontrado. Com base nessas informações, você poderá presumir uma causa mais provável da PCR e, se possível, revertê-la.

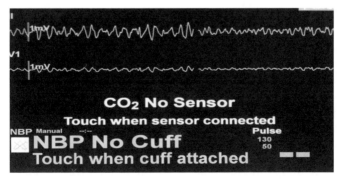

Figura 8.15 – *Registro do monitor.*

# 90 ■ Série Brasileira de Medicina de Emergência

Com base nas informações dadas, enquadre o paciente em um dos Ts e Hs e sua possível correção, além das manobras de RCP.

1. Paciente, sexo masculino, 20 anos de idade, previamente hígido, é encontrado desmaiado em casa e segundo acompanhante, ele estava alimentando-se, de repente levou as mãos contra o pescoço, apresentando olhar de pânico, ruídos ventilatórios estranhos e cor arroxeada das extremidades.
R: O paciente provavelmente sofreu um engasgo, e a conduta é a desobstrução das vias aéreas, se possível com otimização da ventilação.

2. Paciente idoso, de 80 anos de idade, hipertenso recuperando--se de cirurgia de câncer de próstata, restrito ao leito, desenvolve dispneia súbita, dor torácica e PCR. Realizou Doppler de membros inferiores, que foi compatível com TVP.
R: O paciente possui fatores de risco e clínica de TEP. Como nesse caso houve, provavelmente, um TEP maciço, deve-se usar o Fibrinolítico.

3. Criança de 5 anos de idade, hígida, é encontrada submersa em rio gelado irresponsiva e com pulso ausente.
R: Provavelmente a causa da PCR ocorreu por hipotermia. Deve-se proceder aquecendo o paciente com mantas térmicas e soro aquecido.

4. Jovem de 17 anos, com diagnóstico prévio de transtorno depressivo, é encontrado desmaiado em seu quarto, com vários frascos de medicamentos e garrafas de bebidas alcoólicas a seu redor.
R: Intoxicação por drogas. Deve-se otimizar a ventilação e, se possível, utilizar antídoto específico.

O **Suporte Avançado de Vida em Cardiologia** é a intervenção complementar feita por profissionais da saúde no atendimento a uma PCR, após realização do suporte básico.

Na aula, cada estudante será um membro definido da equipe sendo que todos terão a oportunidade de ser o líder. Os ritmos de PCR serão selecionados pelo professor, que apresentará um caso clínico para cada estudante.

A seguir, estão apresentados os pontos a serem abordados no treinamento do suporte avançado de vida:

1. **Segurança do local**
2. **Identificação da PCR**
3. **Ritmos de PCR**
   1. Taquicardia ventricular (TV) sem pulso;
   2. Fibrilação ventricular (FV);
   3. Atividade elétrica sem pulso (AESP);
   4. Assistolia

4. **Iniciar compressões**
5. **Ventilações**
6. **Relação compressão/ventilação:** 30/2 e, se via aérea avançada, 1 ventilação a cada 6 segundos e compressões contínuas. (**Figura 8.16**)
   **Observação:** Assim que o paciente estiver monitorizado e o desfibrilador manual estiver disponível, verificar o ritmo no monitor e realizar as ações de acordo com o traçado eletrocardiográfico.
7. **Analisar o ritmo e a conduta específica**
8. **Acesso venoso**
9. **Drogas**

Recomenda-se, após administração (em *bolus*) de cada droga por uma veia periférica, a infusão em *bolus* de 20 mL de solução salina e elevação do membro por 10 a 20 segundos.

- Epinefrina: Ampola de 1 mg IV/IO. Pode ser administrada em qualquer ritmo de parada, aguardando um intervalo de 3 a 5 minutos para uma nova administração.
- Amiodarona: Aguardar 3 a 5 minutos entre as doses: a primeira dose é de 300 mg IV/IO e a segunda, de 150 mg IV/IO.
- Sulfato de magnésio: 1 a 2 g IV/IO, por 5 a 20 minutos em casos suspeitos de hipomagnesemia.
- Esteroides: Podem apresentar benefícios quando utilizados juntamente com a epinefrina no tratamento da PCR intra-hospitalar, embora não se recomende seu uso rotineiro.

Observe o fluxograma de tratamento de PCR, de acordo com o ritmo cardíaco, na **Figura 8.17**.

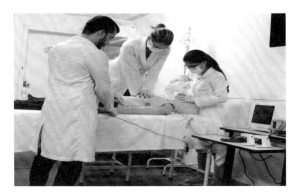

**Figura 8.16** – *Estudantes realizando RCP.*

10. **Cuidados pós-PCR** (passo a passo)

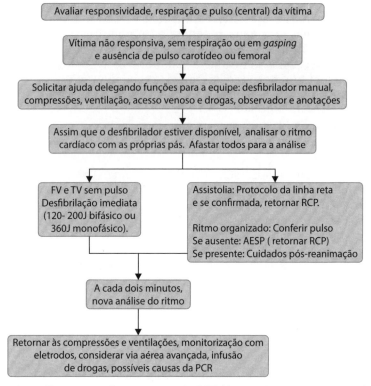

**Figura 8.17** – *Fluxograma de tratamento de PCR, de acordo com o ritmo cardíaco.*

"O paciente apresentou retorno da circulação espontânea (RCE)... O que fazer?"

### ABC do Pós-PCR:

A. Avaliar nível de consciência → Chamar o paciente:
   - Comatoso?
   - Abre os olhos e atende comandos?
B. Respira espontaneamente?
   - Sim → oferecer $O_2$ suplementar e titular para manter uma $SatO_2 \geq 94\%$
   - Não → ventilar com o dispositivo bolsa-válvula-máscara (1 ventilação a cada 6 segundos; evitar a hiperventilação)
C. Circulação/Hemodinâmica → Quem tem pulso:
   - Tem pressão → aferir PA (Pressão Arterial)
   - Realizar ausculta pulmonar

**Corrigir hipotensão (PAS < 90 mmHg, PAM < 65 mmHg)**

Aplicando o Módulo II – ACLS ■ 93

- Em caso de pulmões limpos, volume (ex.: SF 0,9%) 1 a 2 L em *bolus* de cristaloides (conforme o perfil do paciente, é importante fazer cotas de volume, por exemplo 250 mL a 500 mL até complementar 1 a 2 litros).
- Em caso de crepitações pulmonares, aplicar drogas/aminas vasoativas, como norepinefrina, epinefrina ou dopamina na BIC.
- Reavaliar o paciente constantemente.

**Considerar via aérea avançada**

- Apenas se PAS > 90 mmHg e $SatO_2 \geq 94\%$.
- Realizar IOT ou passar máscara laríngea.
- Solicitar capnografia em forma de onda (objetivando $PETCO_2$ 35-40 mmHg).

**Exames e sondas**

Com o paciente intubado e estável hemodinamicamente, solicitar:
- ECG de 12 derivações (exame prioritário no pós-PCR).
- RX de Tórax.
- Exames gerais (hemograma, gasometria arterial, íons, função renal, coagulograma, enzimas cardíacas).
- Sondagem nasogástrica (SNG).
- Sondagem vesical de demora (SVD).

**Interpretar ECG e acionar serviço de hemodinâmica**

- Em caso de IAM com supra de ST, realizar Angioplastia Primária (96% dos pacientes com IAM com supra de ST tinham lesão de coronária em uma série de casos).
- Em caso de ECG sem supra de ST e alta suspeita de SCA, realizar Cateterismo Cardíaco Precoce (58% dos pacientes com ECG sem supra de ST tinham lesão de coronária em uma série de casos).

**Considerar controle direcionado de temperatura (CDT)**

- Em todos os pacientes adultos COMATOSOS (ausência de resposta significativa a comandos verbais), no pós-PCR.
- Temperatura-alvo: de 32° C a 36° C.
- Manter por pelo menos 24hs após ter sido atingida a temperatura-alvo.
- Não realizar resfriamento rotineiro com infusão rápida de fluidos frios no pré-hospitalar e em locais que não disponham de um protocolo para o CDT.
- Monitorar de perto a temperatura dos pacientes após o RCE e intervir ativamente para evitar a hipertermia.

# 94 ■ Série Brasileira de Medicina de Emergência

## Tópicos importantes

### Cuidados respiratórios

- Após instalada a ventilação mecânica, manter a $PaCO_2$ em 35-45 mmHg
- Prevenir episódios de hipóxia no pós-PCR imediato é considerado mais importante do que evitar qualquer potencial risco de hiperóxia.
- 2015: Para evitar hipóxia em adultos com RCE após PCR, é razoável utilizar a mais alta concentração de $O_2$ disponível até que a saturação arterial de oxi-hemoglobina possa ser mantida $\geq$ 94%.
- Evitar a hiperoxia, mas isso só é mais bem monitorado quando se dispõe do resultado da gasometria arterial e de ventilador mecânico que permita a titulação da $FiO_2$.
- 2015: Quando os recursos estão disponíveis para titular a $FiO_2$ e para monitorizar a $SatO_2$, é razoável diminuir a $FiO_2$ quando a saturação de oxi-hemoglobina é 100%, para manter uma $SatO_2$ $\geq$ 94%.

### Uso de antiarrítmicos no pós-PCR imediato

- Não há evidência suficiente para recomendar a favor ou contra o uso rotineiro de quaisquer antiarrítmicos após o RCE de um paciente que sofreu uma PCR. Isso vale, inclusive, para a Amiodarona.
- 2015: Não existe evidência adequada que suporte o uso de lidocaína no pós-PCR. Entretanto, o início ou a continuação da lidocaína pode ser considerado imediatamente após o RCE em PCRs por FV/TV sem pulso.

### Controle glicêmico no pós-PCR

- Realizar controle glicêmico em paciente no pós-PCR da mesma maneira como é realizada em outros pacientes críticos. Lembrar que o controle muito estrito da glicemia pode levar a episódios de hipoglicemia, o que pode ser danoso aos pacientes.
- 2015: O benefício de qualquer faixa-alvo específica de controle glicêmico é incerto em adultos com RCE após uma PCR.
  Observe o fluxograma de cuidados no pós-PCR na **Figura 8.18**.

#### Cessação de esforços

Não há recomendação clara quanto ao momento de cessação dos esforços durante a RCP. Essa decisão deve ser feita em equipe (**Quadro 8.1**).

Aplicando o Módulo II – ACLS ■ 95

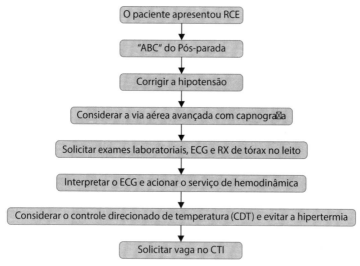

**Figura 8.18** – *Fluxograma de cuidados no pós-PCR.*

**Quadro 8.1**  Avaliação do Suporte Avançado

| Avaliação | Como proceder |
|---|---|
| **C-Circulação**<br>- Qual é o ritmo cardíaco?<br>- Estabilidade hemodinâmica<br>- Desfibrilação ou cardioversão?<br>- As compressões torácicas são eficazes?<br>- Há RCE?<br>- Foi estabelecido acesso IV/IO?<br>- São necessárias medicações? | - Monitore a qualidade de RCP:<br>  - Capnografia quantitativa com forma de onda: se $PETCO_2$ < 10mmhg, tente melhorar.<br>Pressão intra-arterial: se diastólica < 20 mmHg, tente melhorar.<br>- Aplique o monitor/desfibrilador<br>- Obter acesso IV/IO<br>- Administre medicamentos apropriados |
| **A-Vias Aéreas**<br>- A via está patente?<br>- A via aérea avançada é indicada?<br>- O correto posicionamento do dispositivo foi confirmado? | - Mantenha a via aérea patente em inconscientes: *chin lift*, cânula orofaríngea ou cânula nasofaríngea.<br>- Se a ventilação com bolsa-válvula-máscara for adequada, a inserção de via aérea avançada pode ser protelada até RCE, ou deixe de responder à RCP inicial.<br>- Em caso de via aérea avançada: Confirme a integração de RCP e ventilação.<br>Confirme o correto posicionamento (exame físico e capnografia quantitativa com forma de onda).<br>- Fixe o dispositivo. |

Continua

96 ■ Série Brasileira de Medicina de Emergência

Continuação

| Avaliação | Como proceder |
|---|---|
| **B-Respiração**<br>- A ventilação e oxigenação estão adequadas? | - Administre oxigênio suplementar, quando indicado:<br> - PCR: $O_2$ a 100%<br> - Demais casos: titule até obter valores de Saturação de $O_2$ > 94%<br>- Monitore: elevação do tórax e cianose, capnografia quantitativa com forma de onda, saturação de oxigênio<br>- Evitar ventilação excessiva |
| **D-Diagnósticos diferenciais**<br>- Por que o paciente desenvolveu sintomas ou parada?<br>- Há uma causa reversível, que possa ser tratada? | - SAMPLE (Sinais/sintomas, Alergias, Medicações, Patologias prévias, Last meal [última refeição] e Eventos)<br>- Pesquisar as causas reversíveis: 5H's e 5 T's.<br>- Problemas de perfusão:<br> - Volume intravascular<br> - Resistência vascular periférica<br> - Contratibilidade cardíaca<br> - Frequência cardíaca |

**Fonte**: ACLS 2015.

## 8.3 ) Ritmos Chocáveis de Parada Cardiorrespiratória

Eduardo Gonçalves
Paulo Fernando Aguiar
Caroline Maria Mameluque e Silva
Débora Fonseca Guimarães

■ Conhecimento Prévio

• Anatomia e fisiologia cardiovascular.
• Conhecimentos básicos de eletrocardiograma.
• Leitura das últimas diretrizes nacionais e internacionais que orientam as manobras de ressuscitação cardiopulmonar.

Aplicando o Módulo II – ACLS ■ **97**

## ■ Objetivo Geral

- Reconhecer os ritmos chocáveis de parada cardiorrespiratória.

## ■ Objetivos específicos

- Reconhecer adequadamente uma parada cardiorrespiratória (PCR) em paciente adulto.
- Identificar os ritmos de parada cardiorrespiratória.
- Diferenciar os ritmos chocáveis e não chocáveis de uma parada cardiorrespiratória.
- Saber interpretar as informações e manusear um monitor cardíaco.
- Conhecer a forma correta de utilizar um desfibrilador.
- Compreender as medidas sequenciais a serem adotadas diante de uma parada cardiorrespiratória por um ritmo chocável.

## ■ Materiais Necessários

- Monitor cardíaco
- Desfibrilador

## ■ Metodologia da Aula

Essa aula busca consolidar o reconhecimento dos ritmos chocáveis de parada cardiorrespiratória. Para isso, além de caracterizar os traçados eletrocardiográficos, é demonstrado como manusear um monitor cardíaco e posicionar seus eletrodos, bem como interpretar os dados fornecidos. A sequência de medidas a serem tomadas a partir da identificação do ritmo é discutida. Por fim, o desfibrilador é apresentado, e cada estudante tem a oportunidade de testar o passo a passo do uso do desfibrilador em um manequim. Após reconhecer o ritmo deve justificar sua resposta e indicar o choque.

## ■ Ritmos Chocáveis de Parada Cardiorrespiratória

No ambiente intra-hospitalar, grande parte das vítimas adultas de PCR apresenta ritmo de atividade elétrica sem pulso (37%) e assistolia (39%). Os ritmos de fibrilação ventricular (FV) e taquicardia ventricular sem pulso (TVSP) são responsáveis por 23% a 24% dos eventos de PCR em ambiente intra-hospitalar, apresentando as maiores taxas de sobrevida, 36% a 37%. O ritmo de FV é o mais comum na PCR extra-hospitalar, correspondendo a cerca de 56% a 74% dos casos.

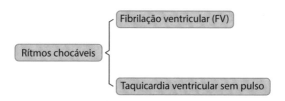

Para identificação do ritmo cardíaco, a derivação padrão é D2, pois a onda P sempre é positiva. Ao analisar o traçado eletrocardiográfico, devem-se avaliar quatro parâmetros: 1. presença de onda P; 2. regularidade ou não do traçado; 3. frequência cardíaca; 4. complexo QRS (> 0,12s é alargado e ≤ 0,12s é estreito).

## Fibrilação ventricular (FV)

- Ondas P **ausentes**;
- Ritmo **irregular**;
- Frequência cardíaca **incapaz de ser detectada**, mas as ondulações basais ocorrem em cerca de 150-500/minuto;
- Complexo QRS **ausente**, sendo substituído por ondas irregulares em ziguezague, com amplitude e duração variáveis.
Observe as **Figuras 8.19** e **8.20**.

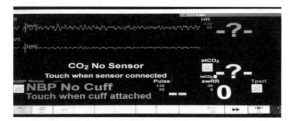

Figura 8.19 – *Fibrilação ventricular fina.*

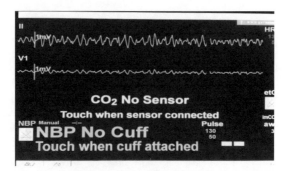

Figura 8.20 – *Fibrilação ventricular grosseira.*

## Taquicardia ventricular sem pulso

- Ondas P **raramente visualizadas**; se estiverem presentes, não guardam relação com os complexos ventriculares.
- Ritmo **regular**;
- Frequência cardíaca >100, geralmente entre 150-250 bpm/ min;
- Complexo QRS **amplo e bizarro**, > 0,12 s.

Observe a **Figura 8.21**.

O manuseio do monitor/desfibrilador cardíaco deve ser domínio de todo médico. O desfibrilador apresenta três funções básicas: desfibrilação, cardioversão e marca-passo. Para utilizá-lo, devem-se seguir os passos:

1. Ligar o aparelho.
2. Conectar os cabos no aparelho e eletrodos no tórax desnudo do paciente e selecionar a derivação desejada.
3. Selecionar a carga desejada do choque. Geralmente, se for monofásico, 360J, se bifásico, 120-200J de acordo com o fabricante.
4. Retirar as pás manuais e aplicar o gel condutor.

    Observação: A AHA recomenda o uso rotineiro de pás autoadesivas, evitando as manuais, pois as primeiras reduzem o risco de faíscas, permitem monitorar o ritmo e rápida administração de um choque.

5. Posicionar as pás manuais no tórax do paciente exercendo pressão de aproximadamente 13 kg. A região ideal é a posição anterolateral – uma das pás é colocada na região infraclavicular direita e a outra pá na região precordial. (**Figura 8.22**)

    Observação: As pás autoadesivas dispensam o uso de gel e pressão.

6. Pedir que todos se afastem do paciente e da maca, inclusive quem está operando o desfibrilador, e afastar a fonte de oxigênio.
7. Carregar o choque (na própria pá ou no desfibrilador).

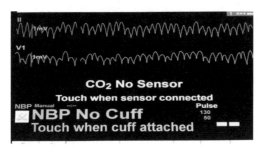

**Figura 8.21** – *Taquicardia ventricular sem pulso.*

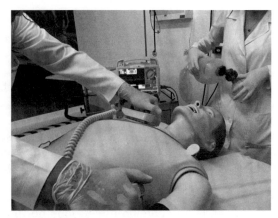

**Figura 8.22** – *Posicionamento de pás.*

8. Confirmar se todos estão afastados. "Eu me afasto, todos se afastem. Choque no 3. 1,2,3. Choque!"
9. Aplicar o choque.

Pontos a serem avaliados

- Identificação dos ritmos de parada cardiorrespiratória.
- Indicação ou não de choque, de acordo o ritmo cardíaco.
- Uso correto do monitor e desfibrilador cardíaco. (**Figura 8.23**)

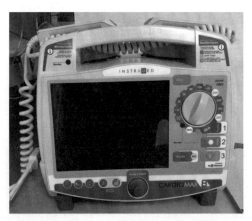

**Figura 8.23** – *Monitor/desfibrilador cardíaco.*

# 8.4 Ritmos Não Chocáveis de Parada Cardiorrespiratória

Eduardo Gonçalves
Paulo Fernando Aguiar
Caroline Maria Mameluque e Silva
Débora Fonseca Guimarães

## ■ Conhecimento Prévio

- Anatomia, fisiologia e semiologia respiratória e cardiovascular.
- Conhecimentos básicos sobre eletrocardiograma.
- Leitura das últimas diretrizes nacionais e internacionais que orientam as manobras de ressuscitação cardiopulmonar.

## ■ Objetivo Geral

- Reconhecer os ritmos não chocáveis de parada cardiorrespiratória.

## ■ Objetivos Específicos

- Reconhecer adequadamente uma parada cardiorrespiratória em paciente adulto.
- Identificar os ritmos de parada cardiorrespiratória.
- Diferenciar os ritmos chocáveis e não chocáveis de uma parada cardiorrespiratória.
- Saber interpretar as informações e manusear um monitor cardíaco.
- Conhecer as possíveis causas de uma parada cardiorrespiratória,
- Identificar os sinais e sintomas das possíveis causas.
- Compreender as medidas sequenciais a serem adotadas diante de uma parada cardiorrespiratória por um ritmo não chocável, incluindo correções das possíveis causas de acordo com suspeita clínica.

## ■ Materiais Necessários

- Desfibrilador
- Monitor cardíaco

## Metodologia da Aula

Em continuidade à aula sobre ritmos chocáveis de parada cardiorrespiratória, busca-se caracterizar os traçados eletrocardiográficos. Mais uma vez, é demonstrado como manusear um monitor cardíaco e posicionar seus eletrodos, bem como interpretar os dados fornecidos. A sequência de medidas a serem tomadas a partir da identificação do ritmo é discutida. Destacam-se quais as possíveis causas de parada cardiorrespiratória, como suspeitar de cada uma delas e como tentar corrigir. Cada estudante tem a oportunidade de instalar os eletrodos, ligar o monitor, ajustar funcionamento para a finalidade que deseja, reconhecer o ritmo, justificar sua resposta e indicar os passos seguintes da ressuscitação cardiopulmonar, incluindo o tratamento específico das possíveis causas consideradas para aquele caso clínico.

## Ritmos Não Chocáveis de Parada Cardiorrespiratória

Assistolia é a cessação de qualquer atividade elétrica ou mecânica dos ventrículos. É considerada o ritmo final de todos os mecanismos de PCR e o de pior prognóstico (**Figura 8.24**).

Para confirmar o diagnóstico, deve-se realizar o "Protocolo da Linha Reta": checar conexões (cabos); aumentar ganho (amplitude) do traçado eletrocardiográfico; trocar a derivação avaliada.

Atividade elétrica sem pulso é caracterizada pela ausência de pulso detectável na presença de algum tipo de atividade elétrica, com exclusão de taquicardia ventricular ou fibrilação ventricular. Exemplos: ritmos ideoventriculares; ritmos de escape ventriculares; ritmos ideoventriculares pós-desfibrilação; ritmo sinusal (**Figura 8.25**).

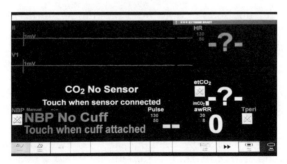

**Figura 8.24** – *Assistolia.*

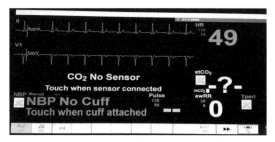

**Figura 8.25** – *Atividade Elétrica Sem Pulso (AESP).*

Durante todo o procedimento de ressuscitação, o socorrista deve pesquisar o motivo que levou a PCR para tratá-lo. Para isso, deve-se buscar informações com os familiares, que permitam definir a possível causa. As tabelas abaixo exemplificam as principais causas de PCR e a conduta a ser realizada (**Quadros 8.2 e 8.3**).

## Caso Clínico 1 (PCR devido a acidose metabólica e hipercalemia)

Você está passando pela enfermaria do hospital em que trabalha, quando uma senhora idosa sai correndo e gritando do quarto, dizendo que seu marido está passando muito mal, com dificuldade para respirar e sem responder aos chamados. Imediatamente, você e dois técnicos de enfermagem que estavam por perto vão até o leito do paciente. Ao chegarem, encontram o paciente inconsciente, em *gasping*.

Observação: Nesse primeiro momento, entram na sala de simulação apenas o aluno avaliado e dois colegas.

### Informações adicionais

O paciente não está monitorizado. Como você não é o médico assistente que acompanha esse paciente diariamente, até o momento ainda desconhece o histórico clínico e o motivo da internação.

Pontos a serem avaliados
- Identificação dos ritmos de parada cardiorrespiratória.
- Indicação ou não de choque de acordo o ritmo cardíaco.
- Raciocínio lógico para suspeitar de possíveis causas e suas correções.

**Quadro 8.2** Causas de PCR e avaliação secundária do paciente grave

| Hs: causas e exemplos | Avaliação | Tratamento |
|---|---|---|
| Hipovolemia<br>Hemorragia oculta<br>Anafilaxia<br>Decúbito dorsal na gestação<br>Sepse | História<br>Exame físico:<br>Veias do pescoço planas, Hematócrito,<br>ECG: Complexos estreito e FC aumentada | Administrar volume<br>Administrar sangue, se necessário<br>Se paciente grávida, colocá-la em decúbito lateral esquerdo |
| Hipoxia<br>Overdose por narcóticos<br>Afogamento<br>Envenenamento por monóxido de carbono<br>Metemoglobinemia | História:<br>problemas respiratórios<br>Exame físico: cianose, sons respiratórios anormais<br>Oximetria de pulso<br>Colocação do tubo<br>Gasometria arterial<br>ECG: frequência lenta | Oxigênio<br>Ventilação<br>Via aérea avançada<br>Boa técnica de RCP |
| Hidrogênio (Acidose)<br>Acidose respiratória ou metabólica<br>Overdose por drogas, ingestão ou exposição<br>Insuficiência renal | História: diabetes<br>Exame físico<br>Cenário clínico<br>Gasometria arterial<br>Exames laboratoriais<br>ECG: complexos QRS com baixa amplitude | Corrigir anormalidades acidobásico<br>Otimizar perfusão<br>Estabelecer boa oxigenação e ventilação<br>Overdose: bicarbonato<br>Intoxicações: antídoto |

Continua

Aplicando o Módulo II – ACLS ■ 105

Continuação

| | | |
|---|---|---|
| Hiper/hipocalemia<br>Insuficiência renal<br>Lesão por esmagamento<br>Transfusão maciça<br>Vômitos<br>Diarreia | História: diabetes, medicamentos (diuréticos)<br>Fatores de risco como hemodiálise<br>Exame físico<br>ECG: ambos causam complexo QRS largo, ondas T achatadas, ondas U proeminentes, prolongamento de QT, taquicardia pode ser vista na hipocalemia; ondas T apiculadas, ondas P pequenas e onda sinusoidal pode ser vista na hipercalemia | Tratamento específico do distúrbio eletrolítico<br>Hipocalemia: repor potássio<br>Hipercalemia: cálcio, bicarbonato, insulina, glicose |
| Hipotermia<br>Hipotermia profunda | História de exposição ao frio<br>Exame físico: aferição de temperatura corporal<br>ECG: ondas J (Osborne) | Reaquecimento ativo/passivo, interno/externo |
| Tensão do tórax por pneumotórax<br>Asma<br>Trauma<br>DPOC<br>Ventilação com pressão positiva | História<br>Fatores de risco<br>Exame físico: ausculta pulmonar assimétrica, desvio da traqueia, distensão de veias do pescoço, ausência de pulso, paciente de difícil ventilação<br>ECG: complexo estreito, frequência lenta (hipóxia) | Toracocentese de alívio<br>Drenagem torácica |
| Tamponamento cardíaco<br>Trauma<br>Insuficiência renal<br>Compressões torácicas<br>Carcinoma<br>Perfuração central | História: sintomas prévios<br>Exame físico: distensão de veias do pescoço<br>Fatores de risco<br>Ausência de pulso<br>Ultrassonografia, ecocardiograma<br>ECG: complexo estreito, frequência rápida | Administração de volume<br>Pericardiocentese<br>Toracotomia |

Continua

Continuação

| | | |
|---|---|---|
| Toxinas (Overdose por drogas por ingestão ou exposição)<br><br>Acetominofeno<br>Anfetaminas<br>Drogas anticolinérgicas<br>Anti-histamínicos<br>Barbitúricos<br>Antagonistas dos canais de cálcio (ACC)<br>Cocaína<br>Antidepressivos tricíclicos<br>Digoxina<br>Isoniazida<br>Narcóticos opioides<br>Salicilatos<br>ISRS<br>Intoxicação alcoólica<br>Teofilina/cafeína | História<br>Fatores de risco<br>Exame físico: bradicardia, pupilas, exame neurológico<br>Toxídrome<br>Pistas, tais como, garrafas vazias na cena<br>ECG: vários efeitos, principalmente prolongamento do intervalo QT | Antídotos específicos<br>Possivelmente volume e vasopressores overdose: bicarbonato<br>ACC e β-Bloqueadores: glucagon, cálcio<br>Cocaína: benzodiazepínicos, não usar β-bloqueadores não seletivos<br>Prolongamento da RCP é justificado<br>Via aérea avançada<br>Circulação extracorpórea |
| Trombose (Coronária)<br>IAM<br>Outras Síndromes coronarianas agudas | História: sintomas prévios, dor no peito<br>Exame físico<br>Marcadores cardíacos séricos<br>ECG: supradesnivelamento do segmento ST, ondas Q, inversão de ondas T | AAS, oxigênio, nitroglicerina e morfina, se necessário<br>Vasopressores<br>Reperfusão de emergência (angioplastia ou fibrinolíticos)<br>Balão intra-aórtico (BIA), Ponte de Safena |

# Quadro 8.3 Anamnese direcionada SAMPLE

| | |
|---|---|
| Sinais e sintomas | Desconforto no peito ou dor abdominal<br>Dificuldade respiratória (tosse, aumento da frequência respiratória, aumento do esforço respiratório, dispneia, padrão respiratório anormal)<br>Rebaixamento do nível de consciência<br>Agitação, ansiedade<br>Prejuízo motor ou sensitivo<br>Febre<br>Diarreia, vômitos<br>Hemorragia<br>Fadiga<br>Curso de tempo dos sintomas |
| Alergia | Medicamentos, alimentos, látex, entre outros |
| Medicamentos | Medicamentos tomados<br>Dose e tempo da última medicação tomada<br>Intervalo entre medicamentos<br>Nome e dose de medicamentos, ervas, vitaminas ou suplemento nutricional tomados |
| Passado (história médica prévia) | Problemas médicos pertinentes (asma, HAS, doença pulmonar crônica, cardiopatias congênitas, arritmias, anormalidades respiratórias congênitas, convulsão, trauma craniano, tumor cerebral, diabetes, doença neuromuscular)<br>Cirurgias prévias<br>Fatores de risco (tabagismo, uso de drogas, sobrepeso, obesidade) |
| *Last meal* (última refeição) | Tempo e natureza da última alimentação oral, líquido ou sólido<br>Importante observar em casos de intoxicação alimentar, obstrução intestinal, alergias |
| Eventos | Eventos que levam à doença ou lesão atual<br>Riscos em cena<br>Tratamento durante o início de uma doença ou lesão até a avaliação<br>Estimativa do tempo de chegada e tempo para intervenção |

## Ações críticas a serem cumpridas pelo aluno – Check list

( ) Confere pulso central (carotídeo ou femoral) em 5 a 10 segundos

> Informação dada pelo instrutor nesse momento ou programada no manequim:
> • Ausência de pulso central.

( ) Diagnostica a PCR e chama ajuda imediatamente, pedindo para trazer o "carrinho de emergência" com desfibrilador, dispositivo bolsa-válvula-máscara com reservatório de $O_2$ e drogas.

( ) Inicia a RCP ou solicita ao colega que inicie a RCP por 2 minutos

**Nesse momento, entram na sala mais três colegas, levando o carrinho de emergência e o dispositivo bolsa-válvula-máscara**

( ) Solicita a um colega que assuma a via aérea acoplando o dispositivo bolsa-válvula-máscara à fonte de oxigênio, fazendo a manobra do C-E.

( ) Liga o desfibrilador e, assim que possível, confere o ritmo cardíaco no modo "pás". *Ao final do caso, é importante frisar ao aluno a recomendação de que, assim que possível, deve-se conferir o ritmo, pois o atraso nesse procedimento para possível desfibrilação, aumenta mortalidade e piora prognóstico.

> Informação programada no monitor ou fornecida pelo instrutor: (Figura 8.26)
> • Taquicardia ventricular monomórfica

( ) Solicita a carga de 200 *joules* e desfibrila o paciente.

( ) Solicita reinício imediato da RCP por outro colega, logo após essa primeira desfibrilação.

( ) Organiza a equipe (determina um colega para marcar o tempo das compressões, outro para obtenção de acesso venoso periférico para infusão de drogas, outro para alternar nas

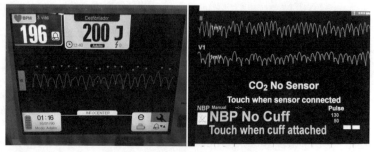

**Figura 8.26** – *Registro do monitor.*

Aplicando o Módulo II – ACLS ■ 109

compressões, e outro para permanecer na via aérea). **\*Caso não tenha quantidade suficiente de pessoas na equipe para todas essas funções, o próprio líder (o aluno que está sendo avaliado) pode marcar o tempo das compressões e determinar as outras funções.**

( ) Monitoriza o paciente ou solicita algum colega que o faça.

( ) Questiona a qualidade da ventilação com o dispositivo bolsa-válvula-máscara ao colega que está na via aérea ou decide por intubar.

**\*Nesse primeiro momento, não é necessário intubar, desde que a ventilação esteja eficaz (boa expansibilidade torácica, sem escape aéreo pela máscara, sem sons ruidosos) ; afinal, trata-se de um ritmo chocável, e o aluno realizou a desfibrilação, portanto há uma chance considerável de retorno da circulação espontânea na próxima checagem.**

**Bônus : solicitar a passagem de uma cânula de guedel.**

( ) Ressalta as características de uma RCP de qualidade

---

**RCP de alta qualidade**

- Comprima o centro do tórax (metade inferior do esterno) com força e rapidez com, no mínimo 100 e no máximo 120 compressões/minuto e a uma profundidade de, pelo menos, 5cm, e não mais que 6cm.
- Permita o retorno total do tórax após cada compressão.
- Minimize interrupções nas compressões (10 segundos ou menos).
- Alternar os profissionais a cada 2 minutos, aproximadamente, para evitar fadiga.
- Evite ventilação excessiva.

---

( ) Não solicita realização de nenhuma droga até o momento (afinal, trata-se do primeiro ciclo em ritmo chocável).

---

Informação fornecida pelo instrutor após essas condutas acima:
- **2 minutos completos de RCP**

---

( ) Solicita que todos se afastem para conferir o ritmo no monitor (afinal, nesse primeiro momento, o paciente já deverá estar monitorizado).

**\*Caso o aluno não o tenha monitorizado no primeiro ciclo, pode ser considerada correta também nova análise de ritmo pelas pás do próprio desfibrilador (colocado no modo "pás").**

---

Informação programada no monitor ou fornecida pelo instrutor: (**Figura 8.27**)
- **Taquicardia ventricular monomórfica**

---

( ) Solicita carga máxima do aparelho (ex.: 360 *joules*) e desfibrila o paciente. **\*Não está incorreto fazer progressão da carga (ex : 250 joules), em vez de já progredir para a dose máxima. Porém, na prática, tenta-se dose máxima.**

( ) Solicita reinício imediato da RCP por outro colega, logo após essa segunda desfibrilação.

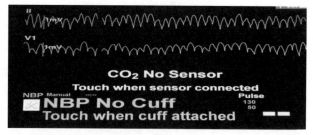

Figura 8.27 – *Registro do monitor.*

( ) Solicita infusão de 1 ml (1 amp) de adrenalina/epinefrina, seguido de 10-20 ml de *bolus* de SF 0,9%, elevando o braço do paciente por 10-20 segundos.

Informação fornecida pelo instrutor após essas condutas acima:
• **2 minutos completos de RCP**

( ) Solicita que todos se afastem para conferir o ritmo no monitor (afinal, nesse primeiro momento, o paciente já deverá estar monitorizado).

*Caso o aluno não o tenha monitorizado no segundo ciclo, pode ser considerada correta também nova análise de ritmo pelas pás do próprio desfibrilador (colocado no modo "pás").

Informação programada no monitor ou fornecida pelo instrutor: **(Figura 8.28)**
• **Fibrilação ventricular**

( ) Solicita carga máxima do aparelho (ex.: 360 *joules*) e desfibrila o paciente.

( ) Solicita reinício imediato da RCP por outro colega logo após essa terceira desfibrilação.

Informação fornecida pelo instrutor após essas condutas acima:
• **2 minutos completos de RCP**

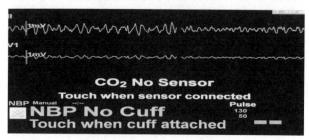

Figura 8.28 – *Registro do monitor.*

( ) Solicita infusão de 300 mg (2 amps) de amiodarona seguido de 10-20 ml de *bolus* de SF 0,9% elevando o braço do paciente por 10-20 segundos.
( ) Solicita que todos se afastem para checar o ritmo no monitor (afinal nesse primeiro momento o paciente já deverá estar monitorizado)
**\*Caso o aluno não o tenha monitorizado no terceiro ciclo, pode ser considerado correto também nova análise de ritmo pelas pás do próprio desfibrilador (colocado no modo "pás")**

---
Informação programada no monitor ou fornecida pelo instrutor: **(Figura 8.29)**
• **Fibrilação ventricular**

---

( ) Solicita carga máxima do aparelho (ex.: 360 *joules*) e desfibrila o paciente.
( ) Solicita reinício imediato da RCP por outro colega, logo após essa quarta desfibrilação.
( ) Solicita infusão de 1ml (1 amp) de adrenalina/epinefrina seguido de 10-20 ml de *bolus* de SF 0,9%, elevando o braço do paciente por 10-20 segundos.

---
Informação fornecida pelo instrutor após essas condutas acima:
• **2 minutos completos de RCP**

---

( ) Solicita que todos se afastem para conferir o ritmo no monitor (afinal, nesse primeiro momento, o paciente já deverá estar monitorizado).
**\*Caso o aluno não o tenha monitorizado no quarto ciclo, pode ser considerada correta também nova análise de ritmo pelas pás do próprio desfibrilador (colocado no modo "pás").**

---
Informação programada no monitor ou fornecida pelo instrutor: **(Figura 8.30)**
• **Atividade elétrica organizada (ex.: ritmo idioventricular)**

---

( ) Palpa pulso central (carotídeo ou femoral) ou solicita a algum colega que palpe.

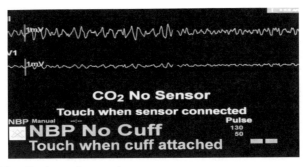

Figura 8.29 – *Registro do monitor.*

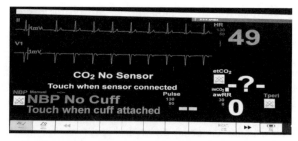

**Figura 8.30** – *Registro do monitor.*

---

Informação programada no monitor do desfibrilador ou fornecida pelo instrutor:
• **Ausência de pulso central.**

( ) Ressalta que o paciente está em AESP, ritmo não chocável.
( ) Solicita reinício imediato da RCP por outro colega.
( ) Não solicita infusão de drogas, afinal a última adrenalina foi realizada no ciclo anterior, portanto tem menos de 3 a 5 minutos da última dose. *É importante o aluno ressaltar isso durante a condução do caso.
( ) Ressalta as possíveis causas da PCR (5 Ts e 5 Hs).

| CAUSAS REVERSÍVEIS DE PCR ||
|---|---|
| **5Hs** | **5Ts** |
| 1. Hipoxemia | 1. Trombose coronariana (IAM) |
| 2. Hipovolemia | 2. Trombose pulmonar (TEP) |
| 3. Hipotermia | 3. Tensão do tórax (pneumotórax) |
| 4. H+ (acidose) | 4. Tamponamento cardíaco |
| 5. Hiper/hipocalemia | 5. Tóxicos |

Informação fornecida pelo instrutor:
• **Não tem sinais de hipovolemia, nem de trauma; a ventilação está eficaz, e acaba de chegar o prontuário do paciente. Você lê que se trata de um idoso de 78 anos, internado recentemente para tratamento de pneumonia comunitária estando no segundo dia de antibioterapia; portador de doença renal crônica dialítica, e não realizou a diálise ontem.**

( ) Suspeita de acidose metabólica e/ou hipercalemia.
( ) Prescreve solução de $HCO_3$ 8,4% 1 ml/kg (1 mEq/kg).

Informação fornecida pelo instrutor após essas condutas acima:
• **2 minutos completos de RCP**

( ) Solicita que todos se afastem para conferir o ritmo no monitor (afinal, nesse primeiro momento, o paciente já deverá estar monitorizado).

Aplicando o Módulo II – ACLS ■ 113

\*Caso o aluno não o tenha monitorizado no quarto ciclo, pode ser considerada correta também nova análise de ritmo pelas pás do próprio desfibrilador (colocado no modo "pás").

> Informação programada no monitor ou fornecida pelo instrutor: (Figura 8.31)
> • Atividade elétrica organizada (ex: ritmo idioventricular)

( ) Palpa pulso central (carotídeo ou femoral) ou solicita a algum colega que palpe.

> Informação programada no monitor do desfibrilador ou fornecida pelo instrutor:
> • Presença de pulso central.

Realiza os cuidados pós-PCR:
( ) Avalia nível de consciência.

> Informação fornecida pelo instrutor:
> • Paciente comatoso.

( ) Avalia ventilação/respiração

> Informação fornecida pelo instrutor:
> • Paciente em parada respiratória

( ) Solicita ao colega da via aérea que aplique 1 ventilação a cada 6 segundos.
( ) Solicita aferição da pressão arterial

> Informação fornecida pelo instrutor:
> • PA de 60x30 mmHg

( ) Realiza ausculta pulmonar antes de corrigir hipotensão

> Informação fornecida pelo instrutor:
> • Crepitações pulmonares difusas bilateralmente (congestão pulmonar)

( ) Ressalta que não fará expansão volêmica devido à suspeita de congestão pulmonar (o paciente é renal crônico dialítico).

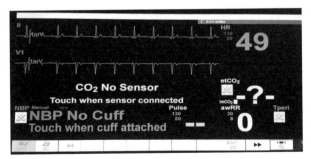

Figura 8.31 – *Registro do monitor.*

( ) Prescreve aminas vasoativas (ex.: Noradrenalina) na BIC

( ) Solicita material de intubação orotraqueal com capnógrafo em forma da onda

( ) Procede à intubação orotraqueal desde que PAS > 90 mmHg

( ) Solicita exames laboratoriais gerais (hemograma, ionograma, função renal, coagulograma, marcadores de necrose miocárdica, gasometria arterial)

( ) Solicita radiografia de Tórax.

( ) Solicita ECG de 12 derivações.

( ) Solicita SVD (sondagem vesical de demora) com medição de débito urinário.

( ) Solicita SNG (sondagem nasogástrica).

( ) Solicita controle direcionado de temperatura (CDT), objetivando temperatura de 32 a 36 °C.

( ) Solicita vaga no CTI.

# Capítulo 9

# Aplicando o Módulo III – Urgências Cardiológicas

## 9.1 Dor Torácica

Fabiane Mendes de Souza
Renata de Carvalho Bicalho Carneiro
Brendow Ribeiro Alencar

■ Conhecimento Prévio

- Anatomia, fisiologia e semiologia respiratória e cardiovascular.
- Diagnósticos diferenciais de dor torácica na sala de emergência.
- Interpretação de eletrocardiograma.
- Manobras de ressuscitação cardiopulmonar.

■ Objetivo Geral

- Desenvolver habilidades na estratégia diagnóstica e terapêutica de um paciente com dor torácica.

■ Objetivos Específicos

- Realizar adequadamente anamnese e exame físico em caso de dor torácica.
- Identificar as possíveis causas de dor torácica, diferenciando, sobretudo, causas cardíacas de causas não cardíacas.
- Assumir a conduta inicial de suporte diante de paciente crítico.
- Solicitar e interpretar os principais exames complementares de modo apropriado.
- Indicar corretamente o tratamento para as causas de dor torácica, com ênfase naquelas com maior risco de vida.
- Estabelecer terapêutica em caso de Dissecção Aguda de Aorta e Tromboembolismo pulmonar.

# 116 ■ Série Brasileira de Medicina de Emergência

## ■ Materiais Necessários

- Manequim de simulação *SimMan* 3G
- Eletrocardiograma
- Cateter nasal
- Máscara de alto fluxo com e sem reservatório
- Monitor multiparamétrico
- Oxímetro
- Material para intubação orotraqueal
- Material para acesso venoso periférico e central
- Equipo de soro
- Bomba de infusão
- Drogas: antiarrítmicas, anti-hipertensivas, vasoativas, para intubação orotraqueal e para parada cardiorrespiratória
- Desfibrilador e gel para as pás
- Equipamentos de multimídia para apresentação de resultados de exames

## ■ Local

- Pronto-socorro de um hospital

## ■ Participantes

- Inicialmente, um médico plantonista do pronto-socorro.
- Possibilidade de solicitar outro médico plantonista do pronto-socorro.
- Um enfermeiro.

## ■ Informações do Caso

- Oferecidas pelo paciente de acordo com o que for questionado por quem assume o papel de médico (o professor pode falar pelo manequim).
- Do enfermeiro se solicitado.
- Programadas no monitor e no manequim.

## ■ Metodologia da Aula

A aula inicia-se com a simulação de um atendimento a um paciente com queixa de dor torácica, em sala de emergência. Dois ou três acadêmicos conduzem o atendimento, assumindo as respectivas funções do médico e da equipe de enfermagem, atuando como líder o acadêmico com o papel de médico. O professor oferece os dados clínicos e resultados de exames complementares à medida que são solicitados. Cada atitude deverá ser simulada de maneira detalhada diante do manequim, que manifestará as consequências, de acordo com cada conduta tomada. Todos os exames (imagem e laboratoriais) descritos no caso clínico estarão disponibilizados em uma pasta específica no computador utilizado, e o orientador pode projetá-los para interpretação pelo aluno.

O aluno que estará sendo avaliado será o líder da equipe e deverá cumprir todo o *check-list* demonstrado abaixo, não necessariamente na ordem estabelecida, mas abrangendo todas as condutas listadas, e assim o paciente atendido obterá melhora clínica. Caso o aluno não cumpra tal *check-list* e cometa erros, outros caminhos para o caso serão traçados, e o paciente evoluirá com piora clínica e até óbito (veja o fluxograma ao final do caso clínico). O instrutor pode ficar à vontade para criar situações fora do modelo e padrões exemplificados abaixo, desde que contemple todos os pontos importantes que a aula exige, objetivando o aprendizado prático pelos alunos.

Os outros alunos observam o atendimento como espectadores. Ao final, todos discutem, no *debriefing.*

## ■ Caso Clínico 1 (Dissecção Aguda de Aorta)

Paciente, 59 anos de idade, sexo masculino, comerciante, é atendido no pronto-socorro de um hospital, com queixa de dor torácica. A dor iniciou-se há 2 horas, é muito intensa, pontuada como 10 em 10 na escala de dor, caracterizada como "rasgada" e, principalmente, na região retroesternal, com irradiação para o pescoço. Não sabe apontar fatores desencadeantes, de melhora ou piora. Nunca apresentou quadro de dor torácica anteriormente. Queixa-se também de dificuldade respiratória, sem outros sintomas. Não administrou nenhum medicamento em domicílio para melhora.

### Informações adicionais

Possui diagnóstico de hipertensão arterial sistêmica há cerca de 10 anos, controle irregular, em uso de losartana 50 mg, 1 comprimido de 12 em 12 horas, e hidroclorotiazida 25 mg, 1 comprimido pela manhã, além de obesidade e hipercolesterolemia, em uso de sinvastatina 10 mg, 1 comprimido à noite. Nega tabagismo, outras patologias, alergias medicamentosas, cirurgias e eventos cardiovasculares prévios. História familiar sem dados dignos de nota.

### Exame físico

- Ectoscopia: Inquieto, sudorético, orientado, sem sinais de desidratação, com mucosas normocoradas, afebril. **(informado pelo instrutor, se questionado pelo estudante)**

118 ■ Série Brasileira de Medicina de Emergência

- Dados vitais: Frequência ventilatória: 40 irpm. Saturação periférica de oxigênio: 93%. Frequência cardíaca: 126 bpm. Temperatura de 36 °C. Pressão arterial: 172 × 110 mmHg em membro superior esquerdo em decúbito dorsal. **(informado pelo instrutor, se não monitorizado, e se questionado pelo estudante ou programado no monitor)** Pressão arterial de 150 × 98 mmHg em membro superior direito em decúbito dorsal. **(informado pelo instrutor, se questionado pelo estudante)**
- Aparelho respiratório: Ausculta respiratória sem alterações. **(programado no manequim)** Discreto esforço respiratório, com tiragem subcostal. **(informado pelo instrutor se questionado pelo estudante)**
- Aparelho cardiovascular: Bulhas cardíacas rítmicas, normofonéticas, com sopro diastólico grau II em borda esternal direita. Pulsos periféricos assimétricos. **(programado no manequim)**
- Abdome: Abdome normotenso, sem massas ou megalias, indolor. **(informado pelo instrutor, se questionado pelo estudante)**
- Membros inferiores: Sem edema, panturrilhas livres. **(informado pelo instrutor, se questionado pelo estudante)**

## Exames complementares

- Eletrocardiograma: Taquicardia sinusal. **(mostrado no monitor para análise)**
- Radiografia de tórax: Alargamento de mediastino, sem outros achados. **(mostrado no monitor para análise)**
- Tomografia de tórax contrastada: delaminação da camada íntima e falsa luz na aorta ascendente. **(mostrado no monitor para análise)**
- Ecocardiograma transtorácico: Evidência de insuficiência aórtica. **(informado pelo instrutor)**
- Ecocardiograma transesofágico: Evidência de dissecção de aorta tipo A, ao apontar rotura da íntima na aorta ascendente. **(informado pelo instrutor)**
- Aortografia e angiografia: Indisponíveis. **(fotos serão exibidas na explanação teórica)**
- Exames laboratoriais:
  - Troponina: Normal. CK-MB massa: Normal. CPK: Aumentada. **(mostrado no monitor para análise)**
  - Demais exames laboratoriais sem alterações, lembrando ao aluno que os resultados são disponibilizados após algum tempo e que se trata de atendimento de emergência. **(informado pelo instrutor)**

## Ações críticas a serem cumpridas pelo aluno – *Checklist*

Reconhece a dor torácica de origem cardíaca e sua evolução e institui as medidas a seguir:

( ) Monitoriza continuamente (monitor cardíaco e oximetria de pulso).

( ) Realiza acesso venoso periférico.

Aplicando o Módulo III – Urgências Cardiológicas ■ 119

( ) Administrar $O_2$ suplementar (CN 2-5 L/min ou MAF 5-10 L/min) se $SpO_2$ ≤ 90%.
( ) Avalia pressão arterial e pulso em ambos os MMSS.
( ) Solicita ECG de 12 derivações em até 10 minutos.
( ) Solicita dosagem de marcadores de necrose miocárdica.
( ) Solicita radiografia de tórax.

## Diagnóstico de dissecção aórtica aguda

( ) Interpreta corretamente o ECG.
( ) Interpreta corretamente a radiografia de tórax.
( ) Suspeita de Dissecção Aórtica pelo Rx e solicita complementação propedêutica com algum exame confirmatório (seja ECO transesofágico, aortografia ou AngioTC de tórax).
( ) O instrutor informa que o exame (ECO transesofágico, aortografia ou AngioTC de tórax) confirma a hipótese de Dissecção Aórtica.

## Terapia inicial

( ) Solicita um leito dentro da unidade coronariana.
( ) Prescreve β-bloqueador endovenoso (p.ex.: Metoprolol EV).
( ) Prescreve vasodilatador endovenoso (p.ex.: Nitroprussiato de sódio).
( ) Prescreve analgesia com Morfina EV.
( ) Solicita complementação propedêutica com Ecocardiograma transesofágico para confirmação diagnóstica e definição terapêutica.
( ) Solicita complementação propedêutica com Aortografia para confirmação diagnóstica e definição terapêutica.

## Terapia definitiva

( ) Comunica equipe de cirurgia cardiovascular para possibilidade de correção cirúrgica.

## Evoluções sugeridas para o caso

- Identificar sinais e sintomas de alarme. Providenciar "MOV". Solicitar exames iniciais.
- Interpretar exames iniciais. Identificar hipótese diagnóstica. Solicitar exame confirmatório. Prescrever drogas iniciais – β-bloqueador venoso (como metoprolol), vasodilatador (como nitroprussiato de sódio) e analgésico (como morfina).
- Caso contrário, evolui com instabilidade hemodinâmica e necessidade de aminas vasoativas:

- Contactar equipe para tratamento definitivo – correção cirúrgica.
- Caso tenha desenvolvido instabilidade hemodinâmica, corrigi-la corretamente.
- Caso contrário, evolui com parada cardiorrespiratória.
- Paciente bem conduzido evoluirá com melhora.
- Paciente mal conduzido evoluirá para óbito.

Pontos importantes na abordagem prática da dissecção aguda de aorta

- Postura profissional e trabalho em equipe.
- Adequado direcionamento da anamnese e do exame físico.
- Estabelecimento de "MOV".
- Solicitação e interpretação do eletrocardiograma.
- Solicitação e interpretação de demais exames iniciais.
- Início de terapêutica de suporte, detalhando a maneira de administrar as medicações, como o vasodilatador e o β-bloqueador.
- Solicitação e interpretação de exames confirmatórios, atentando para o grau de recomendação, disponibilidade e estado clínico do paciente.

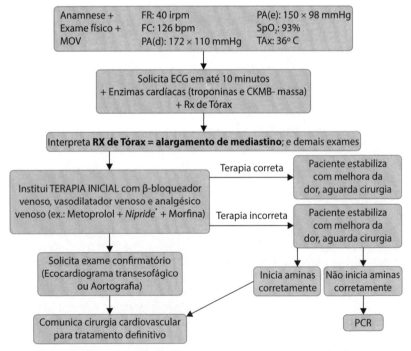

**Fluxograma do Caso Clínico 1 – Dor Torácica – Dissecção Aórtica Aguda**

Aplicando o Módulo III – Urgências Cardiológicas ■ 121

# ■ Caso Clínico 2 (Tromboembolismo Pulmonar Estável)

Paciente, 62 anos de idade, sexo masculino, aposentado, acompanhado da filha, é atendido no pronto-socorro de um hospital de médio porte, com dor torácica. O quadro iniciou-se subitamente há cerca de 9 horas, com dor torácica sem irradiação, em peso, de moderada intensidade, pontuada como 6 em 10 na escala de dor, que piora com a respiração (ventilatório-dependente), associada a tontura, desconforto respiratório e palpitações. A filha notou também que seu pai parecia prostrado e febril, porém não aferiu a temperatura. Nega tosse ou outros sintomas. Não fez uso de medicações para alívio em domicílio.

## Informações adicionais

Possui diagnósticos prévios de hipertensão arterial sistêmica, obesidade, osteoartrose, osteoporose e doença do refluxo gastroesofágico. Tabagista de 20 maços/ano. Em uso regular de: anlodipino 5 mg e enalapril 20 mg, 1 comprimido pela manhã; sinvastatina 10 mg, 1 comprimido à noite; omeprazol 20 mg, 2 comprimidos pela manhã; carbonato de cálcio 500 mg e vitamina D 400 mg, no almoço e jantar; alendronato 70 mg, 1 comprimido por semana em jejum. É acamado por déficit motor em membros inferiores secundário a AVE isquêmico que ocorreu há 4 anos. Nega outras patologias, cirurgias ou alergias. Não sabe informar sobre história dos pais e possui quatro filhos hígidos.

## Exame físico

- Ectoscopia: estado geral regular, orientado, sem sinais de desidratação, mucosas normocoradas, enchimento capilar rápido. **(informado pelo instrutor)**
- Dados vitais: Frequência ventilatória de 32 irpm. Saturação periférica de oxigênio de 95%. Frequência cardíaca de 112 bpm. Pressão arterial de 100 × 65 mmHg em membro superior esquerdo, em decúbito dorsal. Pressão arterial de 100 × 60 mmHg em membro superior direito, em decúbito dorsal. Temperatura axilar de 37,0 °C **(informado pelo instrutor, se não monitorizado ou programado no monitor)**
- Aparelho respiratório: À ausculta, murmúrio vesicular fisiológico, diminuído em bases pulmonares, sem ruídos adventícios. **(programado no manequim)**
- Aparelho cardiovascular: Bulhas cardíacas rítmicas, normofonéticas, sem sopros. Pulsos periféricos amplos e simétricos. **(programado no manequim)**
- Abdome: Normotenso, livre e indolor. **(informado pelo instrutor)**

# 122 ■ Série Brasileira de Medicina de Emergência

- Membros inferiores: Sem edema, panturrilhas livres. (informado pelo instrutor)

## Exames complementares

- Eletrocardiograma: Taquicardia sinusal. **(mostrado no monitor para análise). Após finalizado caso clínico, ressaltar padrão S1Q3T3.**
- Radiografia de tórax: Atelectasia, sem outros achados. **(mostrado no monitor para análise). Após finalizado caso clínico, ressaltar sinais de Westermark, Corcova de Hampton e Sinal de Palla.**
- Angio-TC de Tórax: Evidência de trombo confirmando o diagnóstico de Tromboembolismo Pulmonar. **(mostrado no monitor para análise ou informado pelo instrutor)**
- USG *Point of Care* (FAST): Linhas A + deslizamento pleural
- Cintilografia pulmonar: Inconclusiva. **(informado pelo instrutor)**
- Ecocardiograma transtorácico: Sem disfunção de ventrículo direito ou outros achados significativos. **(informado pelo instrutor)**
- Angiografia: Indisponível. **(informado pelo instrutor; fotos serão exibidas na explanação teórica)**
- Exames laboratoriais:
  - Hemograma: Sem alterações. **(informado pelo instrutor)**
  - Troponina: Aumentada. CK-MB: Aumentada. CPK: Aumentada. **(informado pelo instrutor)**
  - Gasometria arterial: Hipoxemia com alcalose respiratória. **(mostrado no monitor para análise)**
  - D-dímero: positivo. Não deve ser solicitado, visto que o paciente não apresenta baixa probabilidade clínica. **(informado pelo instrutor)**
  - Demais exames laboratoriais sem alterações, lembrando ao aluno que os resultados são disponibilizados após algum tempo e que se trata de atendimento de emergência. **(informado pelo instrutor)**

## Ações críticas a serem cumpridas pelo aluno – *Check list*

Reconhece a dor torácica e sua evolução e institui as medidas a seguir:

( ) Monitoriza continuamente (monitor cardíaco e oximetria de pulso).

( ) Acesso venoso périférico.

( ) Administra $O_2$ suplementar (CN 2-5 L/min ou MAF 5-10 L/min) se $SpO_2 \leq 90\%$.

( ) Avalia pressão arterial e pulso em ambos os MMSS.

( ) Solicita ECG de 12 derivações em até 10 minutos.

Aplicando o Módulo III – Urgências Cardiológicas ■ 123

( ) Solicita dosagem de marcadores de necrose miocárdica.
( ) Solicita Radiografia de Tórax.
( ) Calcula Escore de Wells por suspeita de TEP.

| Achado Clínico | Pontuação |
|---|---|
| 1. Sinais objetivos de TVP (rubor, edema, dor à palpação, empastamento de panturrilha) | 3 pts |
| 2. Outro diagnóstico menos provável | 3 pts |
| 3. Taquicardia (FC > 100 bpm) | 1,5 pts |
| 4. Imobilização > 3 dias ou cirurgia nas últimas 4 semanas | 1,5 pts |
| 5. TVP ou TEP prévios | 1,5 pts |
| 6. Hemoptise | 1 pto |
| 7. Câncer | 1 pto |

0-2 pts: baixa probabilidade de TEP; 3-6 pts: moderada probabilidade de TEP; > 6 pts: alta probabilidade de TEP. Resumindo: < 4 pts: TEP improvável; > 4 pts: TEP provável.

**O paciente do caso clínico em questão tem 6 pontos, portanto, TEP provável.**
( ) Não solicita D-dímero
( ) Solicita Angio-TC de Tórax

## Diagnóstico de TEP

( ) Interpreta corretamente o ECG;
( ) Interpreta corretamente a radiografia de tórax.
( ) Interpreta corretamente a Angio-TC de Tórax

## Terapia Inicial

( ) Questiona se o paciente tem contraindicações à anticoagulação

| *Contraindicações à anticoagulação* |
|---|
| • Sangramento ativo<br>• Plaquetopenia<br>• Hipertensão grave<br>• Trauma importante<br>• Cirurgia recente |

**Informação complementar dada pelo instrutor neste momento:**
• **Não há contraindicações para anticoagulação\* (ver obs.)**
( ) Prescreve anticoagulação dupla (Heparina + Varfarina)

124 ■ Série Brasileira de Medicina de Emergência

> Heparina de Baixo Peso Molecular SC (Enoxaparina = *Clexane*®)
> (1 mg/kg 12/12h ou 1,5 mg/kg 24/24h)
> ou
> Heparina Não Fracionada EV (fazer PTTa 6/6h, devendo ser mantido entre 1,5
> e 2,5× o valor normal)
> 80 U/kg em bólus e 18 U/kg/h na BIC
> +
> Varfarina (*Marevan*®) 5 mg/dia

( ) Solicita RNI de controle após 48h da anticoagulação dupla, objetivando atingir valores de 2,0 a 3,0.

**\*Obs.: Se houver contraindicações para anticoagulação, deve-se optar pelo filtro de veia cava inferior.**

> Bônus: Como prescrever a heparina não fracionada endovenosa?
> • **Em uma ampola de 5 mL (5.000 U/mL, portanto 25.000/5 mL), fazer 1 mL em bolus. Depois, seguir dose de manutenção, diluindo uma ampola de 5 mL em 245 mL de SGI5% (concentração de 100 U/mL), e iniciar na bomba de infusão contínua a 10 mL/ hora (1.000 U/h) e ir ajustando conforme PTTa, de 6/6h.**

## Evoluções sugeridas para o caso clínico

- Identificar sinais e sintomas de alarme. Providenciar "MOV". Solicitar exames iniciais.
- Interpretar exames iniciais. Identificar hipótese diagnóstica. Solicitar exame confirmatório. Medidas iniciais de suporte. Prescrever tratamento específico – anticoagulante venoso em dose de ataque seguido de dose para infusão contínua.
- Caso contrário, evolui com instabilidade hemodinâmica e necessidade de aminas vasoativas.
- Caso tenha desenvolvido instabilidade hemodinâmica, corrigir adequadamente.
- Caso contrário, evolui com parada cardiorrespiratória.
- Paciente bem conduzido evoluirá com melhora.
- Paciente mal conduzido evoluirá para óbito.

## Pontos importantes na abordagem do tromboembolismo pulmonar

- Postura profissional e trabalho em equipe.
- Adequado direcionamento da anamnese e do exame físico.
- Estabelecimento de "MOV".
- Solicitação e interpretação do eletrocardiograma.
- Solicitação e interpretação de demais exames iniciais.
- Início de terapêutica de suporte clínico conforme necessidade.
- Estimativa da probabilidade clínica de Tromboembolismo Pulmonar pelo Escore de Wells.

Aplicando o Módulo III – Urgências Cardiológicas ■ 125

- Solicitação e interpretação de exames confirmatórios, atentando para grau de recomendação, disponibilidade e estado clínico do paciente.
- Indicação correta de tratamento definitivo, especificando-se maneira de realizar e acompanhar resposta à anticoagulação.
- Exclusão ou identificação de sinais de Tromboembolismo Pulmonar maciço com consequente recomendação de trombólise, bem como forma de realizá-la de modo seguro.
- Reconhecimento de indicação ou não de embolectomia e filtro de veia cava.
- Abordagem de possíveis complicações do quadro, como estabilização hemodinâmica e manobras de ressuscitação cardiopulmonar.

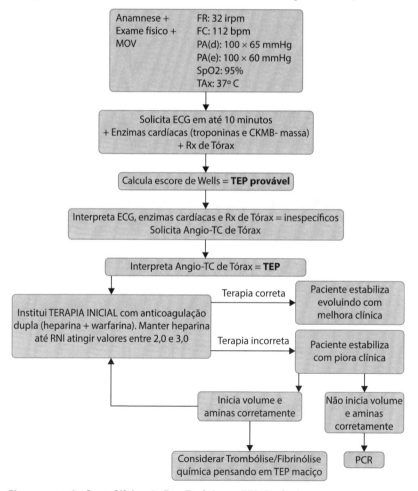

**Fluxograma do Caso Clínico 2: Dor Torácica – TEP Estável**

126 ■ Série Brasileira de Medicina de Emergência

## ■ Caso Clínico 3 (Tromboembolismo Pulmonar Maciço Instável)

Paciente, 30 anos de idade, casada, comparece ao PS trazida pelo marido, queixando-se de dor torácica ventilatório-dependente, sudorese profusa, taquicardia e taquidispneia intensa, iniciadas subitamente há aproximadamente 1 hora. Nega quadro prévio semelhante.

### Informações adicionais

É previamente hígida. Nega uso de medicamentos de controle, exceto por anticoncepcional combinado oral, mensalmente, há 7 anos. G0P0A0. Ciclos menstruais regulares. Relata dor em panturrilha direita há aproximadamente 3 dias após trauma local durante jogo de handebol, mas que piorou hoje após chegar de uma longa viagem de avião vinda do exterior, estando com dificuldade para deambular.

### Exame físico

- Ectoscopia: estado geral regular, orientada, sem sinais de desidratação, mucosas normocoradas, enchimento capilar rápido. **(informado pelo instrutor)**
- Dados vitais: Frequência ventilatória de 36 irpm. Saturação periférica de oxigênio de 86%. Frequência cardíaca de 132 bpm. Pressão arterial de 80 × 50 mmHg em membro superior esquerdo, em decúbito dorsal. Pressão arterial de 70 × 50 mmHg em membro superior direito em decúbito dorsal. Temperatura axilar de 36,5 °C **(informado pelo instrutor, se não monitorizado ou programado no monitor)**
- Aparelho respiratório: À ausculta, murmúrio vesicular fisiológico, diminuído em bases pulmonares, sem ruídos adventícios. **(programado no manequim)**
- Aparelho cardiovascular: Bulhas cardíacas rítmicas, taquicárdicas, normofonéticas, sem sopros. **(programado no manequim)**
- Abdome: Normotenso, livre e indolor. **(informado pelo instrutor)**
- Membros inferiores: Panturrilha direita empastada, com rubor e calor local. **(informado pelo instrutor)**

### Exames complementares

- Eletrocardiograma: Padrão S1Q3T3, sobrecarga de VD (R ampla em V1 e V2). **(mostrado no monitor para análise)**
- Radiografia de tórax: Pequeno derrame pleural à direita, sem outros chamados. **(mostrado no monitor para análise). Após finalizado caso clínico, ressaltar Sinais de Westermark, Corcova de Hampton e Sinal de Palla.**
- Angio-TC de Tórax: Indisponível no momento **(mostrado no monitor para análise ou informado pelo instrutor)**
- USG Point of Care (FAST): Linhas A + deslizamento pleural; sobrecarga de ventrículo direito.

Aplicando o Módulo III – Urgências Cardiológicas ■ 127

- Ecocardiograma transtorácico: Disfunção de ventrículo direito ou outros achados significativos. **(informado pelo instrutor)**
- Angiografia: Indisponível. **(informado pelo instrutor; fotos serão exibidas na explanação teórica)**
- Cintilografia pulmonar: Indisponível. **(informado pelo instrutor)**
- Exames laboratoriais:
  - Hemograma: Sem alterações. **(informado pelo instrutor)**
  - Troponina: Aumentada. CK-MB: Aumentada. CPK: Aumentada. **(informado pelo instrutor)**
  - Gasometria arterial: Hipoxemia com alcalose respiratória. **(mostrado no monitor para análise)**
  - D-dímero: Positivo. Não deve ser solicitado, visto que o paciente não apresenta baixa probabilidade clínica. **(informado pelo instrutor)**
  - Demais exames laboratoriais sem alterações, lembrando ao aluno que os resultados são disponibilizados após algum tempo e que se trata de atendimento de emergência. **(informado pelo instrutor)**

## Ações críticas a serem cumpridas pelo aluno – *Check list*

Reconhece a dor torácica e sua evolução e institui as medidas a seguir:

( ) Monitoriza continuamente (monitor cardíaco e oximetria de pulso).

( ) Realiza acesso venoso périférico.

( ) Administra $O_2$ suplementar (CN 2-5 L/min ou MAF 5-10 L/min) se $SpO_2 \leq 90\%$.

( ) Avalia pressão arterial e pulso em ambos os MMSS.

( ) Solicita ECG de 12 derivações em até 10 minutos;

( ) Solicita dosagem de marcadores de necrose miocárdica.

( ) Solicita Radiografia de Tórax.

( ) Calcula Escore de Wells por suspeita de TEP.

| Achado clínico | Pontuação |
|---|---|
| 1. Sinais objetivos de TVP (rubor, edema, dor à palpação, empastamento de panturrilha) | 3 pts |
| 2. Outro diagnóstico menos provável | 3 pts |
| 3. Taquicardia (FC > 100 bpm) | 1,5 pts |
| 4. Imobilização > 3 dias ou cirurgia nas últimas 4 semanas | 1,5 pts |
| 5. TVP ou TEP prévios | 1,5 pts |
| 6. Hemoptise | 1 pto |
| 7. Câncer | 1 pto |

0-2 pts: baixa probabilidade de TEP; 3-6 pts: moderada probabilidade de TEP; > 6 pts: alta probabilidade de TEP. Resumindo: < 4 pts: TEP improvável; > 4 pts: TEP provável.

128 ■ Série Brasileira de Medicina de Emergência

**O paciente do caso clínico em questão tem 8,5 pontos, portanto, TEP provável.**

( ) Não solicita D-dímero

( ) Solicita Angio-TC de Tórax = INDISPONÍVEL

( ) Solicita USG *Point of Care* (e-FAST)

**\*ATENÇÃO: Nesse caso clínico, é importante ressaltar a disponibilidade do e-FAST (USG Point of Care) pelo BLUE-PROTOCOL na sala de emergência e indisponibilidade de outros exames de imagem, pois o objetivo é que o aluno avaliado possa lançar mão dessa ferramenta diagnóstica, suspeitando da causa da instabilidade hemodinâmica da paciente em questão. Para isso, o aluno já deverá ter tido a aula de Avaliação do Pulmão pelo USG Point of Care.**

## Diagnóstico de TEP maciço instável

( ) Interpreta corretamente o ECG;

( ) Interpreta corretamente a radiografia de tórax.

( ) Interpreta corretamente o USG *Point of Care* (FAST)

## Terapia inicial

( ) Prescreve expansão volêmica 1.000 mL (SF 0,9% ou Ringer lactato)

( ) Questiona se o paciente tem contraindicações a trombólise/ fibrinólise química.

**\*Bônus: Ressaltar a janela terapêutica para trombólise nos casos de TEP: 14 dias.**

| *Contraindicações absolutas da fibrinólise* | *Contraindicações relativas da fibrinólise* |
|---|---|
| • Qualquer hemorragia intracraniana anterior<br>• Lesão vascular cerebral estrutural conhecida (ex.: MAV)<br>• Neoplasia intracraniana maligna (primária ou metastática) conhecida<br>• AVE isquêmico nos últimos 3 meses, SEM AVE isquêmico agudo nas últimas 3 horas.<br>• Suspeita de dissecção aórtica<br>• Hemorragia ativa ou diátese hemorrágica (exceto menstruação)<br>• TCE ou trauma fechado significativo nos últimos 3 meses | • Histórico de hipertensão crônica, grave ou mal controlada.<br>• HAS grave descontrolada na entrada no hospital (PAS > 180 mmHg ou PAD > 110 mmHg)<br>• Histórico de AVE isquêmico anterior há mais de 3 meses, demência ou patologia intracraniana conhecida não contemplada nas contraindicações<br>• RCP traumática ou prolongada (por mais de 10 minutos) ou grande cirurgia (menos de 3 semanas)<br>• Hemorragia interna recente (nas últimas 2 a 4 semanas)<br>• Punções vasculares não compressíveis<br>• Para estreptoquinase: exposição anterior há mais de 5 dias ou reação alérgica anterior a esse agente<br>• Gravidez<br>• Úlcera péptica ativa<br>• Uso atual de anticoagulantes: quanto maior o RNI, maior o risco de hemorragia |

Aplicando o Módulo III – Urgências Cardiológicas ■ 129

Informação complementar dada pelo instrutor neste momento:
- **Não há contraindicações para trombólise.**
( ) Não prescreve anticoagulação inicialmente.
( ) Prescreve trombolítico (alteplase, tenecteplase, estreptoquinase).

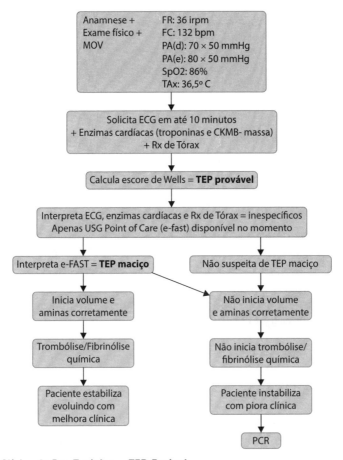

Caso Clínico 3: Dor Torácica – TEP Estável

# 9.2 Síndrome Coronariana Aguda

Brendow Ribeiro Alencar
Augusto Veloso Lages
Cecília Rebello Faria
Renata de Carvalho Bicalho Carneiro

## ■ Conhecimento Prévio

- Anamnese e exame físico completo.
- Anatomia coronariana.
- Fisiopatologia do infarto agudo do miocárdio (IAM).
- Interpretação do eletrocardiograma (ECG).
- Opções terapêuticas no IAM.
- Os principais diagnósticos diferenciais de dor torácica na emergência.

## ■ Objetivo Geral

- Identificar e conduzir adequadamente um paciente com síndrome coronariana aguda (SCA).

## ■ Objetivos Específicos

- Identificar dor torácica de origem cardíaca.
- Conhecer os fatores de risco para doença arterial coronariana.
- Realizar anamnese e exame físico adequados e direcionados.
- Correlacionar os achados clínicos com os exames complementares.
- Interpretar corretamente o ECG.
- Diferenciar, quanto a manifestação clínica, exames laboratoriais e ECG, as diferentes formas de apresentação de SCA.
- Aplicar o manejo inicial e a terapia definitiva de pacientes com IAMCSST e IAMSSST.

## ■ Materiais Necessários

- Manequim de simulação *SimMan* 3G;
- Monitor multiparamétrico;
- Cateter nasal e máscara facial;
- *Kit* de acesso venoso periférico;

Aplicando o Módulo III – Urgências Cardiológicas ■ 131

- Drogas: Nitroglicerina (*Tridil*®); AAS; clopidogrel ou ticagrelor; heparina; estatina; IECA ou BRA; fibrinolítico (alteplase ou tenecteplase); drogas vasoativas.
- Material para intubação orotraqueal.

## ■ Local
- Pronto-socorro de um hospital.

## ■ Participantes
- Inicialmente, um médico plantonista do pronto-socorro.
- Outro médico plantonista do pronto-socorro pode ser solicitado.
- Um enfermeiro.

## ■ Informações do Caso
- Oferecidas pelo paciente de acordo com o que for questionado por quem assume o papel de médico (o professor pode falar pelo manequim).
- Do enfermeiro, se solicitado.
- Programadas no monitor e no manequim.

## ■ Metodologia da Aula

Os casos serão simulados em um laboratório adequadamente equipado, representando o ambiente de um pronto-socorro hospitalar. Estará disponível um manequim de simulação, inicialmente sem qualquer tipo de monitorização, e/ou outras intervenções, que representará o paciente em atendimento, no qual as ações subsequentes deverão ser realizadas. Serão disponibilizados ao participante da simulação, caso requisitado, equipamentos e exames compatíveis com o nível de complexidade e a estrutura do hospital em que se encontra.

Haverá um orientador do caso, que fornecerá informações adicionais não simuladas ou provenientes de exames, conforme a solicitação do estudante. Todos os exames (imagem e laboratoriais) descritos no caso clínico estarão disponibilizados em uma pasta específica no computador utilizado, e o orientador pode projetá-los para interpretação pelo aluno. O orientador poderá, além disso, criar distrações, como em um pronto-socorro real, a fim de recriar a experiência mais verossímil possível na simulação. Entretanto, o paciente em questão é o único que necessita de tratamento, e não haverá entrada de estranhos para distrair os participantes.

Três alunos participam da simulação de um caso clínico, atendendo como médicos em um pronto-socorro de um hospital. O paciente é um manequim de alta fidelidade, capaz de reproduzir vários sinais. Os alunos devem atuar em equipe, iniciando com anamnese e exame

132 ■ Série Brasileira de Medicina de Emergência

físico. Resultados de exames são comunicados ou mostrados em um monitor, para análise, somente quando solicitados. E toda a conduta pode ser simulada com detalhes. Por exemplo, a enfermeira que participa do caso pode ser instruída a questionar a diluição, dose, via de administração e vazão de cada medicamento.

O aluno que estará sendo avaliado será o líder da equipe e deverá cumprir todo o *check list* demonstrado a seguir, não necessariamente na ordem indicada, mas abrangendo todas as condutas referidas, e assim o paciente atendido obterá melhora clínica. Caso o aluno não cumpra o *check list* e cometa erros, outros caminhos para o caso serão traçados, e o paciente evoluirá com piora clínica, e até óbito (veja o fluxograma ao final do caso clínico). O instrutor pode ficar à vontade para criar situações fora do modelo e padrões exemplificados abaixo, desde que contemple todos os pontos importantes que a aula exige, objetivando o aprendizado prático pelos alunos.

Os outros alunos observam o atendimento como espectadores. Ao final, todos discutem, no *debriefing.*

## ■ Caso Clínico 4 (IAMCSST parede anterior)

Paciente, 69 anos, sexo feminino, proveniente de zona rural, foi trazida por familiares ao pronto-socorro de seu município, com queixa de dor torácica lancinante de forte intensidade, com irradiação para o dorso, além de náuseas e um episódio de vômito há 1 hora. Esse quadro teve início enquanto cuidava da horta. Fez uso de paracetamol em casa, porém sem melhora. Nega dores similares anteriormente.

### Informações adicionais

Diabética de longa data, afirma controle da doença, porém não costuma realizar acompanhamento na unidade básica de saúde. Em uso de metformina, 850 mg, duas vezes ao dia, e gliclazida, 60 mg, uma vez ao dia. Portadora de gastrite, confirmada endoscopicamente há alguns anos. Sedentária durante toda a vida. Etilista em abstinência e tabagista em abstinência – 15 anos/maço. Nega hipertensão arterial sistêmica, bem como outras comorbidades e alergias. Mãe faleceu aos 78 anos, em decorrência de câncer colorretal. Desconhece outras comorbidades maternas. Pai, hipertenso, faleceu aos 65 anos, devido a um infarto agudo do miocárdio fulminante. Cinco irmãos, todos hipertensos e diabéticos.

### Exame físico

- Ectoscopia: Orientada no tempo e no espaço, levemente agitada, fácies de aflição, anictérica, acianótica, sudorese profusa, sem turgência de jugular. **(informado pelo instrutor se questionado pelo estudante)**
- Dados vitais: Temperatura axilar 36 °C. Pressão arterial em membro superior direito, sentado, 157 × 108 mmHg. Pressão arterial em

Aplicando o Módulo III – Urgências Cardiológicas ■ 133

membro superior esquerdo, sentado, 150 × 100 mmHg. Frequência cardíaca de 112 bpm. Frequência respiratória de 24 irpm. Saturação periférica de 90%. **(informado pelo instrutor, se não monitorizado, e se questionado pelo estudante ou programado no monitor)**
- Aparelho cardiovascular: Ritmo cardíaco regular em 2 tempos. Ausência de sopros. **(programado no manequim)** Ausência de dor à palpação do tórax. **(informado pelo instrutor, se questionado pelo estudante)**
- Aparelho respiratório: Murmúrio vesicular fisiológico sem ruídos adventícios. **(programado no manequim)**
- Aparelho digestório: Abdome flácido, normotenso, indolor à palpação, ausência de visceromegalias ou massas palpáveis. **(informado pelo instrutor, se questionado pelo estudante)**
- Membros inferiores: Sem edema, panturrilhas livres, força muscular preservada. **(informado pelo instrutor, se questionado pelo estudante)**

## Exames complementares:

- ECG: Ritmo sinusal com supradesnível de segmento ST em parede anterior de V3 a V6. **(mostrado no monitor para análise)**
- Rx de tórax: Sem achados patológicos. **(mostrado no monitor para análise)**
- Exames laboratoriais: Troponina e CKMB-massa positivas; demais normais. **(informados pelo instrutor)**

Ressaltar que, diante de ECG com supra de ST formando parede, como nesse caso, não há necessidade de realização de marcadores de necrose miocárdica para definir conduta posterior.

## Ações críticas a serem cumpridas pelo aluno – Check list

Reconhece a dor torácica de origem cardíaca e sua evolução e institui as seguintes medidas:
- ( ) Monitoriza continuamente (monitor cardíaco e oximetria de pulso).
- ( ) Realiza acesso venoso periférico.
- ( ) Administra $O_2$ suplementar (CN 2-5 L/min ou MAF 5-10 L/min) se $SpO_2 \leq 90\%$.
- ( ) Avalia pressão arterial e pulso em ambos os MMSS.
- ( ) Solicita ECG de 12 derivações em até 10 minutos.
- ( ) Solicita dosagem de marcadores de necrose miocárdica.
- ( ) Solicita Radiografia de Tórax.

## Diagnóstico de IAMCSsST

- ( ) Interpreta corretamente o ECG.
- ( ) Interpreta corretamente a curva enzimática. (Nesse caso, não há necessidade de curva enzimática por tratar-se de IAMCSSST ao ECG realizado.)

134 ■ Série Brasileira de Medicina de Emergência

## Terapia inicial

( ) Solicita um leito dentro da unidade coronariana.

( ) Inicia terapia antiplaquetária dupla:

> AAS 160-325 mg VO mastigável (2 a 3 cps. de 100 mg)
> +
> Clopidogrel 300mg VO (4 cps. de 75 mg). *Se idoso > 75 anos, alto risco de sangramento; ou, se optar pela trombólise = Fazer apenas 75 mg (1 cp.)
> Opção: Ticagrelor (*Brilinta*®) 180 mg (2 cps. de 90 mg) – desde que não opte por trombólise

( ) Realiza terapia anti-isquêmica: (**o aluno deve atentar para as indicações e contraindicações precisas de cada droga**)

( ) Nitrato (*Isordil*®) 5 mg sublingual (até 3 cps., com intervalos de 5 min) ou Nitroglicerina (*Tridil*®) na BIC.

**ATENÇÃO**: O aluno deve respeitar as contraindicações, questionando a paciente quanto ao uso de drogas para disfunção erétil (caso fosse paciente do sexo masculino) ou hipertensão pulmonar (ex: Sildenafila – *Viagra*®; Tadanafila – *Cialis*®) nas últimas 24-48h, além de atentar para hipotensão arterial, bradicardia ou sinais de infarto de VD no ECG (infarto de parede inferior = supra de ST em DII, DIII e aVF). **Caso necessário, questionar dados clínicos ao instrutor.**

( ) β-bloqueador, preferencialmente por via oral

**ATENÇÃO:** O aluno deve respeitar as contraindicações (sinais de baixo débito como choque ou hipotensão; risco de choque cardiogênico como idade > 70 anos, PAS < 120 mmHg, FC > 110 bpm, ou < 60 bpm; BAV 2º ou 3º grau; história de broncoespasmo ou relato de uso de cocaína) baseando-se no exame físico do paciente e na história clínica. **Caso necessário, questionar dados clínicos ao instrutor.**

( ) Morfina (*Dimorf*®).

**ATENÇÃO**: O aluno só deve optar pela Morfina em caso de dor muito intensa, refratária a outros agentes anti-isquêmicos (nitrato e β-bloqueador), durante a evolução do caso clínico. Contraindicada em caso de: hipotensão, bradicardia, rebaixamento do nível de consciência, história de alergia à morfina. Dose: 2 a 4 mg EV, com incrementos de 2 a 8 mg, em intervalos de 5 a 15 minutos.

( ) Prescreve hipolipemiantes (estatinas). Escolha: Atorvastatina ou Rosuvastatina.

**\*Não há necessidade de informar dose exata.**

( ) Inicia inibidor do SRAA (IECA ou BRAII).

**\*Não há necessidade de informar tipo e dose exata.**

( ) Realiza anticoagulação com Heparina.

**\*Não há necessidade de especificar tipo e dose exata.**

( ) Questiona se há disponível serviço de hemodinâmica com tempo porta-balão < 90 minutos, no hospital em questão.

Aplicando o Módulo III – Urgências Cardiológicas ■ 135

> Informação complementar dada pelo instrutor nesse momento:
> • **Há serviço de hemodinâmica disponível com tempo porta-balão de 1 hora.**

( ) Define terapia definitiva, optando pela intervenção coronariana percutânea (ICP)/angioplastia primária.

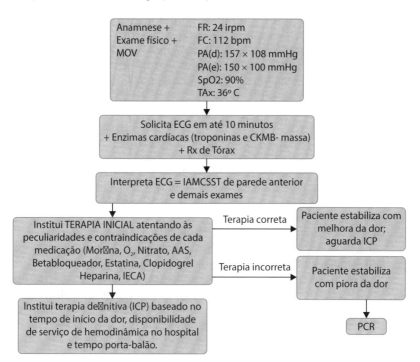

**Fluxograma do Caso Clínico 4: Dor Torácica – IAMCSST**

> A prioridade é encaminhar para a hemodinâmica:
> tempo porta-balão de até 90 min.
> No caso de indisponibilidade, encaminhar para fibrinólise:
> tempo porta-agulha de 30 min.
> Medicações de segunda linha e resultados de exames não devem atrasar a angioplastia. Priorizar no primeiro atendimento o reconhecimento dom IAM, a dupla antiagragação planetária e a anticoagulação, o alívio da dor com nitrato quando indicado.

## ■ Caso Clínico 5 (IAMSSST)

Paciente, 67 anos, sexo feminino, com queixa de dor retroesternal moderada, sem irradiação, associada a náuseas e vômitos, há 2 horas. Acredita que o quadro se iniciou devido ao jantar. Relata ter tomado um comprimido de omeprazol 20 mg, mas sem melhora. Nega piora

# 136 ■ Série Brasileira de Medicina de Emergência

à compressão ou movimentação, bem como à inspiração profunda. Nega outros sintomas.

## Informações adicionais

Paciente obesa, sabidamente hipertensa de longa data, e diabética. Em uso irregular de AAS 100 mg na hora do almoço, losartana 50 mg duas vezes ao dia, sinvastatina 40 mg à noite, metformina 850 mg uma vez ao dia, insulina NPH 20 U pela manhã e 10 U à noite. Nega alergias medicamentosas conhecidas ou cirurgias prévias. Etilista social, tabagista em abstinência 10 anos/maço. O pai faleceu devido a problemas cardíacos aos 49 anos, mas não sabe especificar a etiologia.

## Exame físico

- Ectoscopia: Orientada no tempo e no espaço, fácies de dor, anictérica, acianótica, levemente sudorética, normocorada e hidratada, sem edema. **(informado pelo instrutor, se questionado pelo estudante)**
- Dados vitais: Frequência cardíaca de 102 bpm. Frequência respiratória de 26 irpm. Pressão arterial em membro superior direito, deitada, de 138 × 76 mmHg. Pressão arterial em membro superior esquerdo, deitada, de 135 × 70 mmHg. Saturação periférica de oxigênio de 92%. **(informado pelo instrutor se não monitorizado, e se questionado pelo estudante) ou programado no monitor)**
- Aparelho cardiovascular: Bulhas cardíacas normorítmicas e normofonéticas, sem presença de sopros. Pulsos amplos e simétricos. **(programado no manequim)**
- Aparelho respiratório: Murmúrio vesicular fisiológico, sem ruídos adventícios. **(programado no manequim)**
- Aparelho digestório: Abdome globoso, normotenso, indolor, sem visceromegalias. **(informado pelo instrutor, se questionado pelo estudante)**

## Exames complementares

- ECG: Ritmo sinusal, alterações inespecíficas de repolarização em derivações precordiais, infradesnível de segmento ST em parede inferior (DII, DIII e aVF) **(mostrado no monitor para análise)**
- Rx de Tórax: Sem achados patológicos. **(mostrado no monitor para análise)**
- Exames laboratoriais: Troponina e CKMB-massa positivas; demais normais. **(informados pelo instrutor)**

## Ações críticas a serem cumpridas pelo aluno – *Check list*

Reconhece a dor torácica de origem cardíaca e sua evolução e institui as medidas a seguir:

( ) Monitoriza continuamente (monitor cardíaco e oximetria).

( ) Realiza acesso venoso périférico.

Aplicando o Módulo III – Urgências Cardiológicas ■ 137

( ) Administra $O_2$ suplementar (CN 2-5 L/min ou MAF 5-10 L/min) se $SpO_2$ ≤ 90%.
( ) Avalia pressão arterial e pulso em ambos os MMSS.
( ) Solicita ECG de 12 derivações em até 10 minutos.
( ) Solicita dosagem de marcadores de necrose miocárdica.
( ) Solicita Radiografia de Tórax.

## Diagnóstico de IAMSSST

( ) Interpreta corretamente o ECG.
( ) Interpreta corretamente a curva enzimática.

## Terapia inicial

( ) Solicita um leito dentro da unidade coronariana.
( ) Inicia terapia antiplaquetária dupla:

> AAS 160-325 mg VO mastigável (2 a 3 cps. de 100 mg)
> +
> Clopidogrel 300 mg VO (4 cps. de 75 mg). *Se idoso > 75 anos, alto risco de sangramento; ou, se optar pela trombólise = Fazer apenas 75 mg (1 cp.)
> Opção: Ticagrelor (*Brilinta*®) 180 mg (2 cps. de 90 mg) – desde que não opte por trombólise.

( ) Realiza terapia anti-isquêmica (**o aluno deve atentar para as indicações e contraindicações precisas de cada droga**)
   ( ) Nitrato (*Isordil*®) 5 mg sublingual (até 3 cps. com intervalos de 5 min) ou Nitroglicerina (*Tridil*®) na BIC.
   **ATENÇÃO:** O aluno deve respeitar as contraindicações questionando a paciente quanto ao uso de drogas para disfunção erétil (no caso de paciente do sexo masculino) ou hipertensão pulmonar (ex.: Sildenafila – *Viagra*®; Tadanafila – *Cialis*®) nas últimas 24-48h, além de atentar para hipotensão arterial, bradicardia ou sinais de infarto de VD no ECG (infarto de parede inferior = supra de ST em DII, DIII e aVF). **Caso necessário, questionar dados clínicos ao instrutor.**
   ( ) β-bloqueador, preferencialmente por via oral
   **ATENÇÃO:** O aluno deve respeitar as contraindicações (sinais de baixo débito como choque ou hipotensão; risco de choque cardiogênico como idade > 70 anos, PAS < 120 mmHg, FC > 110 bpm ou < 60 bpm; BAV 2° ou 3° grau; história de broncoespasmo ou relato de uso de cocaína) baseando-se no exame físico do paciente e na história clínica. **Caso necessário, questionar dados clínicos ao instrutor.**
   ( ) Morfina (*Dimorf*®).

138 ■ Série Brasileira de Medicina de Emergência

**ATENÇÃO:** O aluno só deve optar pela Morfina em caso de dor muito intensa, refratária a outros agentes anti-isquêmicos (nitrato e β-bloqueador) durante a evolução do caso clínico **(Obs.: essa evolução é definida pelo instrutor).** Contraindicada em caso de: hipotensão, bradicardia, rebaixamento do nível de consciência, história de alergia à morfina. Dose: 2 a 4 mg EV, com incrementos de 2 a 8 mg, em intervalos de 5 a 15 minutos.

( ) Prescreve hipolipemiantes (estatinas). Escolha: Atorvastatina ou Rosuvastatina.

**\*Não há necessidade de informar dose exata.**

( ) Inicia inibidor do SRAA (IECA ou BRAII).

**\*Não há necessidade de informar tipo e dose exata.**

( ) Realiza anticoagulação com Heparina.

**\*Não há necessidade de especificar tipo e dose exata.**

## TIMI-risk

( ) Solicita avaliação da gravidade (TIMI-risk).

**\*Não há necessidade de descrever todos os parâmetros do TIMI-risk. Basta o aluno solicitar o TIMI-risk do paciente.**

Informação complementar dada pelo instrutor nesse momento:
**• TIMI-risk = ALTO RISCO\***

\*Obs.: O instrutor tem liberdade para definir o TIMI-risk no paciente. Neste caso em questão, exemplificamos um caso de ALTO RISCO. Porém, a conduta é diferente caso seja baixo risco ou médio risco, o que pode ser verificado no fluxograma a seguir.

( ) Questiona se há serviço de hemodinâmica para cineangiocoronariografia ("cate") disponível.

Informação complementar dada pelo instrutor nesse momento:
**• Há serviço de hemodinâmica disponível.**

( ) Interna o paciente e encaminha para serviço de hemodinâmica para investigação complementar com cineangiocoronariografia.

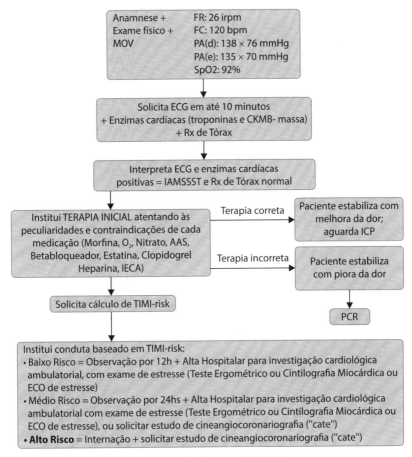

**Fluxograma do Caso Clínico 5: Dor Torácica – IAMSSST**

## ■ Caso Clínico 6 (IAMCSSST anterosseptal)

Paciente de 72 anos, sexo masculino, deu entrada no PS com queixa de dor em queimação e contínua em hemitórax esquerdo, iniciada há 3h, com irradiação para pescoço e membro superior esquerdo. Nega piora à compressão, mas piora com a movimentação ou o esforço.

### Informações adicionais

Diabético e hipertenso de longa data. Desconhece histórico familiar. Nega alergias medicamentosas conhecidas ou cirurgias prévias. Paciente etilista social, nega tabagismo. Em uso irregular de AAS, losartana, sinvastatina, metformina e glibenclamida.

140 ■ Série Brasileira de Medicina de Emergência

## Exame físico

- Ectoscopia: Paciente bem orientado no tempo e no espaço, fácies de dor, anictérico, acianótico, levemente sudorético, normocorado e hidratado. Pulsos periféricos simétricos. **(Informado pelo instrutor, se questionado pelo estudante)**
- Dados vitais: Pressão arterial em membro superior direito, sentado, 160 × 90 mmHg. Pressão arterial em membro superior esquerdo, sentado, 160 × 90 mmHg. Frequência cardíaca de 105 bpm. Frequência respiratória de 28 irpm. Saturação periférica de 96%. Temperatura axilar 36,5 °C **(informado pelo instrutor, se não monitorizado, e se questionado pelo estudante, ou programado no monitor)**
- Aparelho cardiovascular: Bulhas cardíacas normorrítmicas e normofonéticas, sem presença de sopros. **(programado no manequim)**
- Aparelho respiratório: Murmúrio vesicular fisiológico, sem ruídos adventícios. Boa expansibilidade, e simétrica. Presença de som claro pulmonar à percussão. **(programado no manequim)**
- Aparelho digestório: Abdômen plano, com ruídos hidroaéreos presentes, normotenso e indolor à palpação. Ausência de visceromegalias. **(Informado pelo instrutor)**
- Demais aparelhos: Panturrilhas livres, ausência de alterações cutâneas visíveis, sem outras alterações dignas de nota. **(Informado pelo instrutor)**

## Exames complementares

- ECG: Ritmo sinusal, alterações inespecíficas de repolarização em derivações precordiais, supradesnível do segmento ST em parede anterosseptal (V1 a V4). **(mostrado no monitor)**
- Rx de Tórax: Sem achados patológicos. **(mostrado no monitor)**
- Exames laboratoriais: Todos normais, exceto troponina e CK-MB positivas. **(informados pelo instrutor)**

## Ações críticas a serem cumpridas pelo aluno – *Check list*

Reconhece a dor torácica de origem cardíaca e sua evolução e institui as medidas abaixo:

( ) Monitoriza continuamente (monitor cardíaco e oximetria de pulso).

( ) Realiza acesso venoso periférico.

( ) Administra $O_2$ suplementar (CN 2-5 L/min ou MAF 5-10 L/min) se $SpO_2 \leq 90\%$.

( ) Avalia pressão arterial e pulso em ambos os MMSS.

( ) Solicita ECG de 12 derivações em até 10 minutos.

( ) Solicita dosagem de marcadores de necrose miocárdica.

Aplicando o Módulo III – Urgências Cardiológicas ■ 141

## Diagnóstico de IAMCSSST

( ) Interpreta corretamente o ECG.

( ) Interpreta corretamente a curva enzimática. (Não há necessidade de curva enzimática por tratar-se de IAMCSSST ao ECG realizado.)

## Terapia inicial

( ) Solicita um leito dentro da unidade coronariana.

( ) Inicia terapia antiplaquetária dupla:

---

AAS 160-325 mg VO mastigável (2 a 3 cps. de 100 mg)
+
Clopidogrel 300 mg VO (4 cps. de 75 mg). *Se idoso > 75 anos, alto risco de sangramento; ou, se optar pela trombólise = Fazer apenas 75 mg (1 cp.) Opção: Ticagrelor (*Brilinta*®) 180 mg (2 cps. de 90 mg) – desde que não opte por trombólise.

---

( ) Realiza terapia anti-isquêmica (**o aluno deve atentar para as indicações e contraindicações precisas de cada droga**)

( ) Nitrato (*Isordil*®) 5 mg sublingual (até 3 cps. com intervalos de 5 min) ou Nitroglicerina (*Tridil*®) na BIC.

**ATENÇÃO**: O aluno deve respeitar as contraindicações questionando o paciente quanto ao uso de drogas para disfunção erétil ou hipertensão pulmonar (ex.: Sildenafila – *Viagra*®; Tadanafila – *Cialis*®) nas últimas 24-48h, além de atentar para hipotensão arterial, bradicardia ou sinais de infarto de VD no ECG (infarto de parede inferior = supra de ST em DII, DIII e aVF). **Caso necessário, questionar dados clínicos ao instrutor.**

( ) β-bloqueador preferencialmente por via oral

**ATENÇÃO**: O aluno deve respeitar as contraindicações (sinais de baixo débito, como choque ou hipotensão; risco de choque cardiogênico, como idade > 70 anos, PAS < 120 mmHg, FC > 110 bpm ou < 60 bpm; BAV 2º ou 3º grau; história de broncoespasmo ou relato de uso de cocaína), baseando-se no exame físico do paciente e na história clínica. **Caso necessário, questionar dados clínicos ao instrutor.**

( ) Morfina (*Dimorf*®).

**ATENÇÃO**: O aluno só deve optar pela Morfina em caso de dor muito intensa, refratária a outros agentes anti-isquêmicos (nitrato e β-bloqueador), durante a evolução do caso clínico. Contraindicada em caso de: hipotensão, bradicardia, rebaixamento do nível de consciência, história de alergia à morfina. Dose: 2 a 4 mg EV com incrementos de 2 a 8 mg, em intervalos de 5 a 15 minutos.

( ) Prescreve hipolipemiantes (estatinas). Escolha: Atorvastatina ou Rosuvastatina.

**\*Não há necessidade de informar dose exata.**

# 142 ■ Série Brasileira de Medicina de Emergência

( ) Inicia inibidor do SRAA (IECA ou BRAII).
**\*Não há necessidade de informar tipo e dose exata.**
( ) Realiza anticoagulação com Heparina.
**\*Não há necessidade de especificar tipo e dose exata.**
( ) Questiona se há serviço de hemodinâmica com tempo porta-
-balão < 90 minutos disponível no hospital em questão

> Informação complementar dada pelo instrutor nesse momento:
> • **Não há serviço de hemodinâmica disponível, e o tempo porta-balão é de 3h.**

( ) Questiona se o tempo porta-agulha é < 30 minutos e se o paciente tem alguma contraindicação à trombólise/fibrinólise química.

> Informação complementar dada pelo instrutor nesse momento:
> • **Tempo porta-agulha de 20min e não há contraindicações à trombólise.**

( ) Define terapia definitiva, optando pela trombólise/fibrinólise
química com estreptoquinase, alteplase ou tenecteplase.
**\*Não há necessidade de saber dose exata**

| Contraindicações absolutas da fibrinólise | Contraindicações relativas da fibrinólise |
|---|---|
| • Qualquer hemorragia intracraniana anterior<br>• Lesão vascular cerebral estrutural conhecida (ex.: MAV)<br>• Neoplasia intracraniana maligna (primária ou metastática) conhecida<br>• AVE isquêmico nos últimos 3 meses, SEM AVE isquêmico agudo nas últimas 3 horas.<br>• Suspeita de dissecção aórtica<br>• Hemorragia ativa ou diátese hemorrágica (exceto menstruação)<br>• TCE ou trauma fechado significativo nos últimos 3 meses | • Histórico de hipertensão crônica, grave ou mal controlada.<br>• HAS grave descontrolada na entrada no hospital (PAS > 180 mmHg ou PAD > 110 mmHg)<br>• Histórico de AVE isquêmico anterior há mais de 3 meses, demência ou patologia intracraniana conhecida não contemplada nas contraindicações<br>• RCP traumática ou prolongada (por mais de 10 minutos) ou grande cirurgia (menos de 3 semanas)<br>• Hemorragia interna recente (nas últimas 2 a 4 semanas)<br>• Punções vasculares não compressíveis<br>• Para estreptoquinase: exposição anterior há mais de 5 dias ou reação alérgica anterior a esse agente<br>• Gravidez<br>• Úlcera péptica ativa<br>• Uso atual de anticoagulantes: quanto maior o RNI, maior o risco de hemorragia |

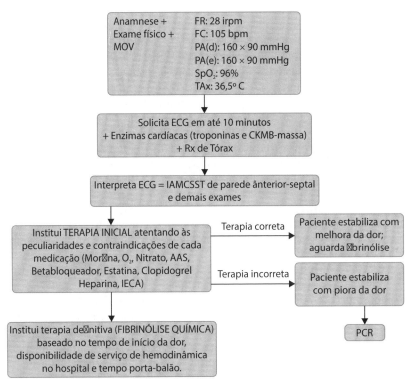

**Fluxograma do Caso Clínico 6: Dor Torácica – IAMCSST**

## ■ Caso Clínico 7 (IAMCSST parede inferior, dorsal e VD)

Paciente, 56 anos, sexo masculino, empresário, procurou o pronto-socorro com queixa de início há 2h de mal-estar geral, náuseas e intensa dor torácica opressiva, sem irradiações e sem melhora com dipirona e diclofenaco usados por conta própria, em seu escritório. Esse quadro teve início após discussão com seu sócio. Nega dores similares anteriormente.

### Informações adicionais

Sem comorbidades crônicas. Nega uso contínuo de medicações. Etilista de final de semana, e nega tabagismo. Praticante de tênis de quadra regularmente. Pai falecido aos 50 anos devido a um infarto agudo do miocárdio fulminante.

144 ■ Série Brasileira de Medicina de Emergência

## Exame físico

- Ectoscopia: Orientada no tempo e no espaço, levemente agitado, fácies de aflição, anictérico, acianótico, sudorético, sem turgência de jugular. **(informado pelo instrutor, se questionado pelo estudante)**
- Dados vitais: Pressão arterial em membro superior direito, sentado, 90 × 60 mmHg. Pressão arterial em membro superior esquerdo, sentado, 80 × 50 mmHg. Frequência cardíaca de 122 bpm. Frequência respiratória de 32 irpm. Saturação periférica de 89%. Temperatura axilar 35,5 °C. **(informado pelo instrutor, se não monitorizado, e se questionado pelo estudante, ou programado no monitor)**
- Aparelho cardiovascular: Ritmo cardíaco regular em 2 tempos. Ausência de sopros. **(programado no manequim)** Ausência de dor à palpação do tórax. **(informado pelo instrutor, se questionado pelo estudante)**
- Aparelho respiratório: Murmúrio vesicular fisiológico sem ruídos adventícios. **(programado no manequim)**
- Aparelho digestório: Abdome flácido, normotenso, indolor à palpação, ausência de visceromegalias ou massas palpáveis. **(informado pelo instrutor, se questionado pelo estudante)**
- Membros inferiores: Sem edema, panturrilhas livres, força muscular preservada. **(informado pelo instrutor, se questionado pelo estudante)**

## Exames complementares

- ECG: Ritmo sinusal com supradesnível de segmento ST em parede inferior (DII, DIII e aVF). **(mostrado no monitor para análise)**
- Rx de Tórax: Sem achados patológicos. **(mostrado no monitor para análise)**
- Exames laboratoriais: Troponinas e CKMB-massa positivas; demais normais. **(informados pelo instrutor)**
- ECG complementar: Ritmo sinusal com supradesnível de segmento ST em parede inferior (DII, DIII e aVF) e em V3R, V4R (VD) e V7 e V8 (parede dorsal).

## Ações críticas a serem cumpridas pelo aluno – *Check list*

Reconhece a dor torácica de origem cardíaca e sua evolução e institui as medidas abaixo:

( ) Monitoriza continuamente (monitor cardíaco e oximetria de pulso).

( ) Realiza acesso venoso périférico.

( ) Administra $O_2$ suplementar (CN 2-5 L/min ou MAF 5-10 L/min) se $SpO_2 \leq 90\%$.

Aplicando o Módulo III – Urgências Cardiológicas ■ 145

( ) Avalia pressão arterial e pulso em ambos os MMSS.
( ) Solicita ECG de 12 derivações em até 10 minutos.
( ) Solicita dosagem de marcadores de necrose miocárdica.
( ) Solicita Radiografia de Tórax.

## Diagnóstico de IAMCSSST

( ) Interpreta corretamente o ECG.
( ) Interpreta corretamente a curva enzimática. (Não há necessidade de curva enzimática por tratar-se de IAMCSSST ao ECG realizado.)
( ) Solicita complemento do ECG acrescentando derivações V3R, V4R, V7 e V8, pela possibilidade de IAM de VD e/ou IAM de parede posterior associado.
( ) Interpreta corretamente o ECG complementar e diagnostica IAMCSSST inferodorsal e IAM de VD.

## Terapia inicial

( ) Solicita um leito dentro da unidade coronariana.
( ) Inicia terapia antiplaquetária dupla:

> AAS 160-325 mg VO mastigável (2 a 3 cps. de 100 mg)
> +
> Clopidogrel 300 mg VO (4 cps. de 75 mg). *Se idoso > 75 anos, alto risco de sangramento; ou, se optar pela trombólise = Fazer apenas 75 mg (1 cp.)
> Opção: Ticagrelor (*Brilinta*®) 180 mg (2 cps. de 90 mg) – desde que não opte por trombólise

( ) NÃO realiza terapia anti-isquêmica (**o aluno deve atentar para as indicações e contraindicações precisas de cada droga**)

    ( ) Não fazer Nitrato (*Isordil*®) 5 mg sublingual (até 3 cps. com intervalos de 5 min) ou Nitroglicerina (*Tridil*®) na BIC.

    – **ATENÇÃO**: O aluno deve respeitar as contraindicações questionando o paciente quanto ao uso de drogas para disfunção erétil ou hipertensão pulmonar (ex.: Sildenafila – *Viagra*®; Tadanafila – *Cialis*®) nas últimas 24-48h, além de atentar para hipotensão arterial, bradicardia ou sinais de infarto de VD no ECG (infarto de parede inferior = supra de ST em DII, DIII e aVF). **Caso necessário, questionar dados clínicos ao instrutor.**

    ( ) Não fazer β-bloqueador, preferencialmente por via oral

    **ATENÇÃO:** O aluno deve respeitar as contraindicações (sinais de baixo débito como choque ou hipotensão; risco de choque cardiogênico como idade > 70 anos, PAS < 120 mmHg, FC > 110 bpm ou < 60 bpm; BAV 2º ou 3º grau; história de broncoespasmo ou relato de uso de cocaína), baseando-se no exame físico do paciente e na história clínica. **Caso necessário, questionar dados clínicos ao instrutor.**

( ) Não fazer Morfina (*Dimorf®*).

**ATENÇÃO**: O aluno só deve optar pela Morfina em caso de dor muito intensa, refratária a outros agentes anti-isquêmicos (nitrato e β-bloqueador) durante a evolução do caso clínico. Contraindicada em caso de: hipotensão, bradicardia, rebaixamento do nível de consciência, história de alergia à morfina. Dose: 2 a 4 mg EV com incrementos de 2 a 8 mg, em intervalos de 5 a 15 minutos.

( ) Prescreve hipolipemiantes (estatinas). Escolha: Atorvastatina ou Rosuvastatina.

**\*Não há necessidade de informar dose exata.**

( ) Inicia inibidor do SRAA (IECA ou BRAII).

**\*Não há necessidade de informar tipo e dose exata.**

( ) Realiza anticoagulação com Heparina.

**\*Não há necessidade de especificar tipo e dose exata.**

( ) Questiona se há serviço de hemodinâmica com tempo porta--balão < 90 minutos disponível no hospital em questão.

> Informação complementar dada pelo instrutor nesse momento:
> **• Há serviço de hemodinâmica disponível, com tempo porta-balão de 1 hora.**

( ) Define terapia definitiva, optando pela intervenção coronariana percutânea (ICP)/angioplastia primária.

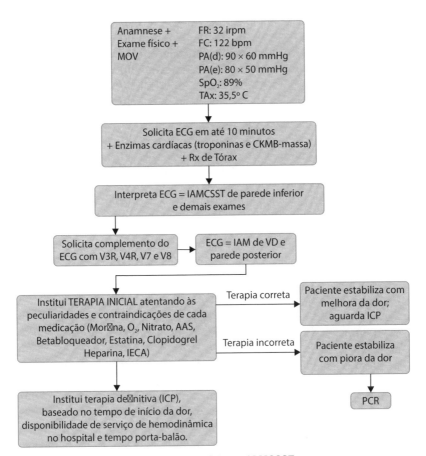

**Fluxograma do Caso Clínico 7: Dor Torácica – IAMCSST**

## ■ Caso Clínico 8 (IAMCSSST de parede posterior)

Paciente, 68 anos, sexo feminino, dona de casa, procurou o pronto-socorro queixando que há 5h apresentou uma dor torácica em aperto, que durou aproximadamente 15 minutos, quando estava lavando roupas, e melhorou após deitar-se por alguns minutos. Porém, há 2h a dor voltou mais forte, com irradiação para o dorso, e não melhora com analgésicos comuns nem com repouso. Queixa-se ainda de mal-estar, dispneia, náuseas e um episódio de vômito.

### Informações adicionais

Hipertensa de longa data, em uso regular de hidroclorotiazida 25 mg pela manhã e losartana 50 mg 2 ×/dia. Diabética há mais de

148 ■ Série Brasileira de Medicina de Emergência

20 anos, em uso regular de metformina 850 mg 3 ×/dia. Faz uso, ainda, de AAS 100 mg/dia e de sinvastatina 20 mg à noite. É nefropata crônica, em acompanhamento com nefrologista. Sedentária. Nega etilismo e tabagismo. Irmãos hipertensos e diabéticos. Mãe falecida aos 85 anos, devido a AVC hemorrágico. Desconhece histórico do pai.

## Exame físico

- Ectoscopia: Orientada no tempo e no espaço, fácies álgica, anictérica, acianótica, sem turgência de jugular. **(informado pelo instrutor, se questionado pelo estudante)**
- Dados vitais: Pressão arterial em membro superior direito, sentado, 170 × 110 mmHg. Pressão arterial em membro superior esquerdo, sentado, 180 × 110 mmHg. Frequência cardíaca de 95 bpm. Frequência respiratória de 28 irpm. Saturação periférica de 88%. Temperatura axilar 36,4 °C. **(informado pelo instrutor, se não monitorizado, e se questionado pelo estudante ou programado no monitor)**
- Aparelho cardiovascular: Ritmo cardíaco regular em 2 tempos. Ausência de sopros. **(programado no manequim)** Ausência de dor à palpação do tórax. **(informado pelo instrutor, se questionado pelo estudante)**
- Aparelho respiratório: Crepitações em 1/3 inferior do hemitórax esquerdo. **(programado no manequim)**
- Aparelho digestório: Abdome flácido, normotenso, indolor à palpação, ausência de visceromegalias ou massas palpáveis. **(informado pelo instrutor, se questionado pelo estudante)**
- Membros inferiores: Sem edema, panturrilhas livres, força muscular preservada. **(informado pelo instrutor se questionado pelo estudante)**

## Exames complementares:

- ECG: Ritmo sinusal com infradesnível do segmento ST em parede anterosseptal (V1 a V4). **(mostrado no monitor para análise)**
- Rx de tórax: Discreta congestão em terço inferior do pulmão esquerdo. **(mostrado no monitor para análise)**
- Exames laboratoriais: Troponinas e CKMB-massa positivas; demais normais. **(informados pelo instrutor)**
- ECG complementar: Ritmo sinusal com supradesnível do segmento ST em parede posterior (V7 e V8)

Aplicando o Módulo III – Urgências Cardiológicas ■ 149

## Ações críticas a serem cumpridas pelo aluno – *Check list*

Reconhece a dor torácica de origem cardíaca e sua evolução e institui as medidas a seguir:
( ) Monitoriza continuamente (monitor cardíaco e oximetria de pulso).
( ) Realiza acesso venoso périférico.
( ) Administra $O_2$ suplementar (CN 2-5 L/min ou MAF 5-10 L/min) se $SpO_2$ ≤ 90%.
( ) Avalia pressão arterial e pulso em ambos os MMSS.
( ) Solicita ECG de 12 derivações em até 10 minutos.
( ) Solicita dosagem de marcadores de necrose miocárdica.
( ) Solicita Radiografia de Tórax.

## Diagnóstico de IAMCSSST

( ) Interpreta corretamente o ECG.
( ) Interpreta corretamente a curva enzimática. (Não há necessidade de curva enzimática por se tratar de IAMCSSST ao ECG realizado.)
( ) Solicita complemento do ECG, acrescentando derivações V7 e V8 pela possibilidade de imagem em espelho de um supradesnível de ST de parede posterior.
( ) Interpreta o ECG complementar confirmando o diagnóstico de IAMCSSST de parede posterior.

## Terapia inicial

( ) Solicita um leito dentro da unidade coronariana.
( ) Inicia terapia antiplaquetária dupla:

---

AAS 160-325 mg VO mastigável (2 a 3 cps. de 100 mg)
\+
Clopidogrel 300 mg VO (4 cps. de 75 mg). *Se idoso > 75 anos, alto risco de sangramento; ou, se optar pela trombólise = Fazer apenas 75 mg (1 cp.)
Opção: Ticagrelor (*Brilinta®*) 180 mg (2 cps. de 90 mg) – desde que não opte por trombólise

---

( ) Realiza terapia anti-isquêmica (**o aluno deve atentar para as indicações e contraindicações precisas de cada droga**)
  ( ) Não fazer Nitrato (*Isordil®*) 5 mg sublingual (até 3 cps. com intervalos de 5 min) ou Nitroglicerina (*Tridil®*) na BIC.
  **ATENÇÃO**: O aluno deve respeitar as contraindicações, questionando o paciente quanto ao uso de drogas para disfunção erétil ou hipertensão pulmonar (ex.: Sildenafila – *Viagra®*; Tadanafila – *Cialis®*) nas últimas 24-48h, além de atentar para hipotensão

150 ■ Série Brasileira de Medicina de Emergência

arterial, bradicardia ou sinais de infarto de VD no ECG (infarto de parede inferior = supra de ST em DII, DIII e aVF). **Caso necessário, questionar dados clínicos ao instrutor.**

( ) β-bloqueador, preferencialmente por via oral

**ATENÇÃO:** O aluno deve respeitar as contraindicações (sinais de baixo débito como choque ou hipotensão; risco de choque cardiogênico como idade > 70 anos, PAS < 120 mmHg, FC > 110 bpm ou < 60 bpm; BAV 2º ou 3º grau; história de broncoespasmo ou relato de uso de cocaína), baseando-se no exame físico do paciente e na história clínica. **Caso necessário, questionar dados clínicos ao instrutor.**

( ) Morfina (*Dimorf®*).

**ATENÇÃO:** O aluno só deve optar pela Morfina em caso de dor muito intensa, refratária a outros agentes anti-isquêmicos (nitrato e β-bloqueador) durante a evolução do caso clínico. Contraindicada em caso de: hipotensão, bradicardia, rebaixamento do nível de consciência, história de alergia a morfina. Dose: 2 a 4 mg EV com incrementos de 2 a 8 mg, em intervalos de 5 a 15 minutos.

( ) Prescreve hipolipemiantes (estatinas). Escolha: Atorvastatina ou Rosuvastatina.

**\*Não há necessidade de informar dose exata.**

( ) Inicia inibidor do SRAA (IECA ou BRAII).

**\*Não há necessidade de informar tipo e dose exata.**

( ) Realiza anticoagulação com Heparina.

**\*Não há necessidade de especificar tipo e dose exata.**

( ) Questiona se há serviço de hemodinâmica com tempo porta-balão < 90 minutos disponível no hospital em questão, ou < 120 minutos, se em hospital próximo de referência.

---

Informação complementar dada pelo instrutor nesse momento:
• **Não há serviço de hemodinâmica disponível nesse hospital, mas é possível realizar a transferência para cidade referência em hemodinâmica próxima, com tempo porta-balão de 1h30.**

---

( ) Define terapia definitiva, optando pela intervenção coronariana percutânea (ICP)/angioplastia primária, e solicita transferência para cidade referência em hemodinâmica.

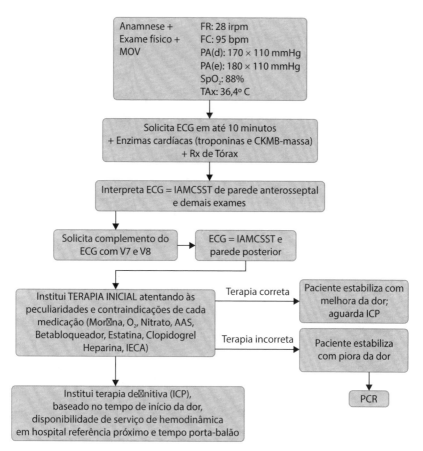

**Fluxograma do Caso Clínico 8: Dor Torácica – IAMCSST**

## ■ Caso Clínico 9

Paciente, 73 anos, masculino, aposentado, obeso, dá entrada no PS com relato de que há aproximadamente 1h sentiu uma forte dor torácica em aperto com irradiação para pescoço, mandíbula e membro superior esquerdo, com parestesias, com duração de 40 minutos. No momento, refere melhora parcial da dor e da irradiação, mas queixa-se de mal-estar, fraqueza e dispneia.

### Informações adicionais

Portador de angina estável. É hipertenso crônico de longa data, em uso regular de losartana 50 mg 2 ×/dia e anlodipino 5 mg/dia. Faz uso, ainda, de AAS 100 mg/dia, monocordil 20 mg 2 ×/dia, atorvastatina

152 ■ Série Brasileira de Medicina de Emergência

80 mg à noite. Nega etilismo e tabagismo. Irmãos hipertensos e diabéticos. Desconhece histórico dos país.

## Exame físico

- Ectoscopia: Orientado no tempo e no espaço, estado geral regular, anictérico, acianótica, discreta turgência de jugular e edema de MMII. **(informado pelo instrutor, se questionado pelo estudante)**
- Dados vitais: Pressão arterial em membro superior direito, sentado, 160 × 100 mmHg. Pressão arterial em membro superior esquerdo, sentado, 155 × 105 mmHg. Frequência cardíaca de 80 bpm. Frequência respiratória de 24 irpm. Saturação periférica de 91%. Temperatura axilar 36,8 °C. **(informado pelo instrutor, se não monitorizado, e se questionado pelo estudante ou programado no monitor)**
- Aparelho cardiovascular: Ritmo cardíaco regular em 2 tempos. Ausência de sopros. Ausência de dor à palpação do tórax **(programado no manequim ou informado pelo instrutor, se questionado pelo estudante)**
- Aparelho respiratório: Murmúrio vesicular fisiológico **(programado no manequim)**
- Aparelho digestório: Abdome globoso, flácido, normotenso, indolor à palpação, fígado discretamente palpável. **(informado pelo instrutor, se questionado pelo estudante)**
- Membros inferiores: panturrilhas livres, força muscular preservada. **(informado pelo instrutor, se questionado pelo estudante)**

## Exames complementares:

- ECG: Ritmo sinusal regular sem alterações de repolarização ventricular **(mostrado no monitor para análise)**
- Rx de tórax: Sem alterações. **(mostrado no monitor para análise)**
- Exames laboratoriais: Normais, Troponinas e CKMB-massa negativas; **(informados pelo instrutor)**

## Ações críticas a serem cumpridas pelo aluno – *Check list*

Reconhece a dor torácica de origem cardíaca e sua evolução, e institui as medidas a seguir:

( ) Monitoriza continuamente (monitor cardíaco e oximetria de pulso).

( ) Realiza acesso venoso periférico.

( ) Administra $O_2$ suplementar (CN 2-5 L/min ou MAF 5-10 L/min) se $SpO_2 \leq 90\%$.

( ) Avalia pressão arterial e pulso em ambos os MMSS.

( ) Solicita ECG de 12 derivações em até 10 minutos.

( ) Solicita dosagem de marcadores de necrose miocárdica.
( ) Solicita Radiografia de Tórax.

## Diagnóstico de ECG normal

( ) Interpreta corretamente o ECG.
( ) Interpreta corretamente a curva enzimática.

## Abre protocolo de dor torácica

( ) Solicita um leito dentro da unidade coronariana para manter o paciente em observação.
( ) Solicita repetir ECG e marcadores de necrose cardíaca, após 6h e após 9h.

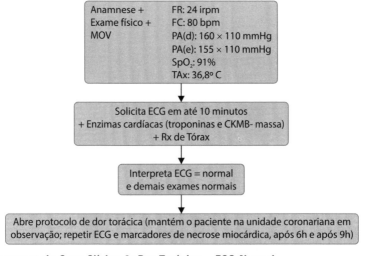

**Fluxograma do Caso Clínico 9: Dor Torácica – ECG Normal**

**\*Obs.:** Cada hospital tem seu protocolo específico de abordagem do paciente com dor torácica. O médico que trabalha em unidades coronarianas e prontos atendimentos deve conhecer o protocolo de seu local de trabalho.

## ■ *Debriefing*

- Discussão do *check list*
- Análise do vídeo
- Discussão das habilidades envolvidas no caso

154 ■ Série Brasileira de Medicina de Emergência

- Regras do *debriefing*
- Flexibilidade: a sessão de *debriefing* deve ser baseada na *performance* do aluno como um todo, e não apenas no plano terapêutico necessário ao caso
- Estimular a discussão do grupo

## Discutir no *Debriefing*

- Exame clínico diagnóstico
- Diagnósticos diferenciais
- Outros exames para avaliação de isquemia miocárdica (teste ergométrico, ecocardiograma de estresse, cintilografia miocárdica e Angio-TC de coronárias)
- Tratamento global
- Uso de drogas alternativas

# 9.3 ) Taquiarritmias

Fabiane Mendes de Souza
Renata de Carvalho Bicalho Carneiro
Paulo Fernando Aguiar
Brendow Ribeiro Alencar

## ■ Conhecimento Prévio

- Anatomia, fisiologia e semiologia cardiovascular.
- Interpretação de eletrocardiograma.
- Manobras de ressuscitação cardiopulmonar.

## ■ Objetivo Geral

- Conduzir corretamente casos de taquiarritmias sem pulso, com pulso estáveis e instáveis.

## ■ Objetivos Específicos

- Realizar adequadamente anamnese e exame físico, em caso de taquiarritmia.

- Reconhecer a taquiarritmia no traçado eletrocardiográfico.
- Diferenciar sinais e sintomas causados pela frequência cardíaca alta daqueles relacionados à doença de base.
- Identificar sinais e sintomas que indicam instabilidade na taquiarritmia.
- Conhecer possíveis causas e diagnósticos diferenciais das taquiarritmias.
- Dominar as indicações e modo de realizar as opções terapêuticas, sobretudo cardioversão elétrica sincronizada, uso de adenosina, amiodarona e outros medicamentos.
- Saber quando solicitar a opinião de um especialista.

## ■ Materiais Necessários

- Manequim de simulação *SimMan* 3G.
- Eletrocardiograma.
- Cateter nasal.
- Máscara de alto fluxo com e sem reservatório.
- Monitor multiparamétrico.
- Oxímetro.
- Material para intubação orotraqueal.
- Material para acesso venoso periférico e central.
- Equipo de soro.
- Bomba de infusão.
- Drogas: adenosina, amiodarona, diltiazem, verapamil, β-bloquea-dores, outros antiarrítmicos, para intubação endotraqueal e para parada cardiorrespiratória.
- Desfibrilador manual equipado com opção de sincronismo.
- Equipamentos de multimídia para apresentação de resultados de exames.

## ■ Local

- Pronto-socorro de um hospital.

## ■ Participantes

- Inicialmente, um médico plantonista do pronto-socorro.
- Outro médico plantonista do pronto-socorro pode ser solicitado.
- Um enfermeiro.

## ■ Informações do Caso

- Oferecidas pelo paciente de acordo com o que for questionado por quem assume o papel de médico (o professor pode falar pelo manequim).

156 ■ Série Brasileira de Medicina de Emergência

- Do enfermeiro, se solicitado.
- Programadas no monitor e no manequim.

## ■ Metodologia da Aula

A aula inicia-se com a simulação de um atendimento a um paciente com queixa de palpitações, em pronto-socorro. Três alunos participam da simulação de um caso clínico, atendendo como médicos em um pronto-socorro de um hospital. O paciente é um manequim de alta fidelidade, capaz de reproduzir vários sinais. Os alunos devem atuar em equipe, iniciando com anamnese e exame físico. Resultados de exames são comunicados ou mostrados em um monitor, para análise, somente quando solicitados. E toda a conduta pode ser simulada com detalhes. Por exemplo, a enfermeira que participa do caso pode ser instruída a questionar diluição, dose, via de administração e vazão de cada medicamento. Todos os exames (imagem e laboratoriais) descritos no caso clínico estarão disponibilizados em uma pasta específica no computador utilizado, e o orientador pode projetá-los, para interpretação pelo aluno.

O aluno que estará sendo avaliado será o líder da equipe e deverá cumprir todo o *check list* demonstrado adiante, não necessariamente na ordem em que se apresenta, mas abrangendo todas as condutas citadas, e, assim, o paciente atendido obterá melhora clínica. Caso o aluno não cumpra tal *check list* e cometa erros, outros caminhos para o caso serão traçados, e o paciente evoluirá com piora clínica e até óbito (veja o fluxograma ao final do caso clínico). O instrutor pode ficar à vontade para criar situações fora do modelo e padrões exemplificados abaixo, desde que contemple todos os pontos importantes que a aula exige, objetivando o aprendizado prático pelos alunos.

Os outros alunos observam o atendimento como espectadores. Ao final, todos discutem no *debriefing*.

## ■ Caso Clínico 1 (Intoxicação por Cocaína)

Paciente, 32 anos de idade, sexo masculino, comparece ao PS com queixa de palpitações, dispneia e inquietação há 2h. Nega dor torácica ou outros sintomas.

### Informações adicionais

Nega comorbidades e alergias. Pais e dois irmãos mais novos hígidos. Acompanhante refere que o paciente é usuário de cocaína. Quando questionado, paciente afirma ter feito uso dessa droga ilícita hoje.

## Exame físico

- Ectoscopia: Estado geral regular, orientado, Glasgow 15, bastante agitado e ansioso, sem sinais de desidratação, com mucosas normocoradas, escleras avermelhadas, acianótico, enchimento capilar rápido e afebril. **(informado pelo instrutor, se questionado pelo estudante)**
- Dados vitais: Frequência ventilatória de 36 irpm. Saturação periférica de oxigênio de 90%. Frequência cardíaca de 156 bpm. Pressão arterial de 120 × 80 mmHg em membro superior esquerdo e de 120 × 70 mmHg em membro superior direito, em decúbito dorsal. **(informado pelo instrutor, se não monitorizado, se questionado pelo estudante, ou programado no monitor)**
- Aparelho respiratório: Ausculta respiratória com murmúrio vesicular fisiológico, sem ruídos adventícios, sem esforço ventilatório. **(programado no manequim)**
- Aparelho cardiovascular: Bulhas cardíacas rítmicas, normofonéticas, taquicárdicas, sem sopros. Pulsos periféricos cheios e simétricos. **(programado no manequim)**
- Abdome: Normotenso, livre e indolor. **(informado pelo instrutor, se questionado pelo estudante)**
- Membros inferiores: Sem edema, panturrilhas livres. **(informado pelo instrutor, se questionado pelo estudante)**

## Exames complementares

- Eletrocardiograma: Taquicardia de sinusal **(mostrado no monitor para análise)**

## Ações críticas a serem cumpridas pelo aluno – *Check list*

Reconhece o quadro clínico e sua evolução e institui as medidas a seguir:

( ) Monitoriza continuamente (monitor cardíaco e oximetria de pulso).

( ) Realiza acesso venoso periférico.

( ) Administra $O_2$ suplementar (CN 2-5 L/min ou MAF 5-10 L/min) se $SpO_2 \leq 90\%$.

( ) Solicita ECG de 12 derivações.

## Diagnóstico da taquicardia

( ) Interpreta corretamente o ECG.

## Terapia inicial

( ) Ressalta que o paciente se encontra estável hemodinamicamente.

# 158 ■ Série Brasileira de Medicina de Emergência

( ) Ressalta que, pela suspeita de intoxicação por cocaína, não pode ser usado β-bloqueador por risco de efeito paradoxal.
( ) Prescreve benzodiazepínico endovenoso (ex.: Diazepam)

## Evoluções sugeridas para o caso clínico

- Identificar presença ou não de sinais e sintomas de instabilidade. Solicitar eletrocardiograma.
- Interpretar exames de eletrocardiograma. Identificar hipótese diagnóstica. Tentar manobras vagais e/ou prescrever adenosina, podendo repeti-la pela segunda vez.
- Caso contrário, evolui com instabilidade progressiva, ficando confuso, com dispneia intensa e queixando-se de dor torácica. Dessa maneira, necessidade de cardioversão elétrica sincronizada após analgesia e sedação.
- Responde ao tratamento definitivo. Melhoram a frequência cardíaca e os sintomas.
- Caso contrário, evolui com parada cardiorrespiratória, assumindo ritmo chocável no monitor e ficando sem pulso.
- Paciente bem conduzido evoluirá com melhora.
- Paciente mal conduzido evoluirá para óbito.

## Pontos importantes na abordagem prática das taquiarritmias

- Postura profissional e trabalho em equipe.
- Adequado direcionamento da anamnese e do exame físico.
- Estabelecimento de "MOV", de acordo necessidade.
- Identificação da sintomatologia causada por alta frequência cardíaca.
- Diferenciação entre caso estável e instável.
- Identificação da taquiarritmia no traçado eletrocardiográfico.
- Solicitação de exames complementares de maneira racional, individualizada e em momento oportuno, sabendo interpretá-los.
- Pesquisa de eventuais causas, principalmente causas reversíveis.
- Descarte de forma apropriada dos diagnósticos diferenciais.
- Indicação correta da opção terapêutica, de acordo com o ritmo e o quadro clínico.
- Conhecimento sobre as chamadas "manobras vagais".
- Domínio do uso da adenosina em taquiarritmias.
- Domínio do uso dos principais antiarrítmicos e medicamentos de controle de frequência cardíaca nas taquiarritmias.
- Administração, respeitando as particularidades, da cardioversão elétrica sincronizada.
- Abordagem de possíveis complicações do quadro, como realização de manobras de ressuscitação cardiopulmonar na parada cardiorrespiratória.

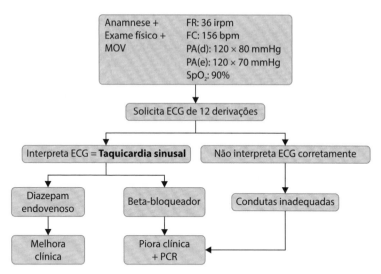

Caso Clínico 1 – Fluxograma: Taquicardia Sinusal por Intoxicação por Cocaína

■ Caso Clínico 2 (TPSV)

Paciente, 24 anos de idade, sexo masculino, estudante universitário, acompanhado de um amigo, é atendido no plantão noturno do pronto-socorro de um hospital, com queixa de palpitações, mal-estar e sensação de "respiração difícil", que o incomodam muito, de início há cerca de 2h. As palpitações tiveram início súbito e permanecem até o momento; descreve que "parece que o coração sairá pela boca". Nega dor torácica ou outros sintomas. Nunca apresentou quadro semelhante anteriormente. Estava em uma festa organizada por uma turma de sua faculdade e informa ingestão de moderada quantidade de cerveja e vodca. Nega uso de drogas ilícitas. Não administrou nenhum medicamento para alívio.

Informações adicionais
- Nega comorbidades e alergias. Pais e dois irmãos mais novos hígidos.

Exame físico
- Ectoscopia: Estado geral regular, orientado, Glasgow 15, agitado e ansioso, sem sinais de desidratação, com mucosas normocoradas, acianótico, enchimento capilar rápido e afebril. (informado pelo instrutor, se questionado pelo estudante)
- Dados vitais: Frequência ventilatória de 19 irpm. Saturação periférica de oxigênio de 98%. Frequência cardíaca de 172 bpm. Pressão arterial de 130 × 75 mmHg em membro superior esquerdo e de 125 × 70 mmHg em membro superior direito, em decúbito

# 160 ■ Série Brasileira de Medicina de Emergência

dorsal. **(informado pelo instrutor, se não monitorizado se questionado pelo estudante, ou programado no monitor)**
- Aparelho respiratório: Ausculta respiratória com murmúrio vesicular fisiológico, sem ruídos adventícios, sem esforço ventilatório. **(programado no manequim)**
- Aparelho cardiovascular: Bulhas cardíacas rítmicas, normofonéticas, sem sopros. Pulsos periféricos cheios e simétricos. **(programado no manequim)**
- Abdome: Normotenso, livre e indolor. **(informado pelo instrutor, se questionado pelo estudante)**
- Membros inferiores: Sem edema, panturrilhas livres. **(informado pelo instrutor, se questionado pelo estudante)**

## Exames complementares

- Eletrocardiograma: Taquicardia de QRS estreito e RR regulares, sugestiva de TPSV. **(mostrado no monitor para análise)**

## Ações críticas a serem cumpridas pelo aluno – *Check list*

Reconhece o quadro clínico e sua evolução, e institui as medidas a seguir:
( ) Monitoriza continuamente (monitor cardíaco e oximetria de pulso).
( ) Realiza acesso venoso périférico.
( ) Administra $O_2$ suplementar (CN 2-5 L/min ou MAF 5-10 L/min) se $SpO_2 \leq 90\%$.
( ) Solicita ECG de 12 derivações.

## Diagnóstico da taquiarritmia

( ) Interpreta corretamente o ECG.

## Terapia inicial

( ) Ressalta que o paciente se apresenta estável hemodinamicamente
( ) Realiza manobra vagal (massagem de seio carotídeo ou manobra de Valsalva).

> Informação complementar dada nesse momento pelo instrutor ou mostrada no monitor:
> - **Não houve nenhuma mudança do ritmo cardíaco**

( ) Prescreve adenosina 6 mg (1 amp.), seguida de bolo de SF0,9%
( ) Orienta o paciente sobre o mal-estar causado pela medicação

> Informação complementar dada nesse momento pelo instrutor ou mostrada no monitor:
> - **Não houve nenhuma mudança do ritmo cardíaco.**

( ) Prescreve adenosina 12 mg (2 amps.) seguida de bolo de SF0,9%

( ) Orienta o paciente sobre o mal-estar causado pela medicação

> Informação complementar dada nesse momento pelo instrutor ou mostrada no monitor:
> • **Reversão para ritmo sinusal**

( ) Prescreve controlador de frequência cardíaca (β-bloqueador, diltiazem, verapamil ou digitálico).
( ) Solicita avaliação do cardiologista.

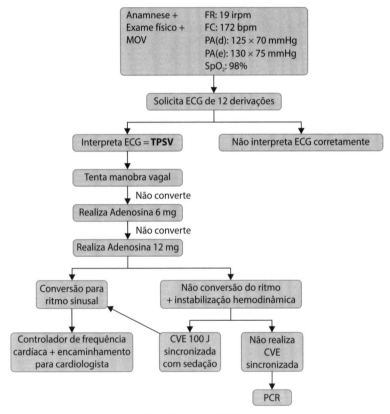

Caso Clínico 2 – Fluxograma: Taquiarritmia TPSV

## ■ Caso Clínico 3 (TV com pulso instável)

Paciente, 45 anos de idade, sexo feminino, cozinheira, comparece em seu plantão noturno, trazida pelo marido, queixando-se de palpitações com sensação de intenso mal-estar, dispneia e dor torácica em queimação, sem irradiações; sintomas iniciados há aproximadamente 1h.

162 ■ Série Brasileira de Medicina de Emergência

## Informações adicionais

É hipertensa há 5 anos, em uso de hidroclorotiazida 25 mg/dia, com bom controle pressórico, diabética há 3 anos, em uso de metformina 2 ×/dia com adequado controle glicêmico. É natural de Grão Mogol, zona rural, e recentemente foi diagnosticada com doença de Chagas, em sorologia. Sem outras comorbidades crônicas. Nega alergias, internações ou cirurgias prévias. Nega tabagismo ou etilismo. História familiar de doença de Chagas.

## Exame físico

- Ectoscopia: Mau estado geral, paciente um pouco confusa, Glasgow 14, agitada, sudorética, sem sinais de desidratação, com mucosas normocoradas, acianótica, afebril, taquidispneica com tiragem subcostal **(informado pelo instrutor, se questionado pelo estudante)**
- Dados vitais: Frequência ventilatória de 40 irpm. Saturação periférica de oxigênio de 84%. Frequência cardíaca de 192 bpm. Pressão arterial de 80 × 40 mmHg em membro superior esquerdo e de 80 × 40 mmHg em membro superior direito, em decúbito dorsal. **(informado pelo instrutor se não monitorizado, se questionado pelo estudante, ou programado no monitor)**
- Aparelho respiratório: Ausculta respiratória com murmúrio vesicular fisiológico, sem ruídos adventícios, com esforço ventilatório. **(programado no manequim)**
- Aparelho cardiovascular: Bulhas cardíacas rítmicas, normofonéticas, taquicárdicas, desdobramento de B2. Pulsos periféricos cheios e simétricos. **(programado no manequim)**
- Abdome: Normotenso, livre e indolor. **(informado pelo instrutor, se questionado pelo estudante)**
- Membros inferiores: Sem edema, panturrilhas livres. **(informado pelo instrutor se questionado pelo estudante)**

## Exames complementares

- Eletrocardiograma: Taquicardia de QRS alargado e RR regulares sugestiva de Taquicardia ventricular (TV) monomórfica. **(mostrado no monitor para análise)**

## Ações críticas a serem cumpridas pelo aluno – *Check list*

Reconhece o quadro clínico e sua evolução, e institui as medidas a seguir:

( ) Monitoriza continuamente (monitor cardíaco e oximetria de pulso).

( ) Realiza acesso venoso périférico.
( ) Administra $O_2$ suplementar (CN 2-5 L/min ou MAF 5-10 L/min) se $SpO_2 \leq 90\%$.

## Diagnóstico da taquiarritmia

( ) Interpreta corretamente o traçado eletrocardiográfico no monitor.

## Terapia inicial

( ) Ressalta que o paciente se apresenta instável hemodinamicamente.
( ) Prescreve drogas para sedoanalgesia (ex.: Fentanil e Etomidato; ou Fentanil e Midazolam).
( ) Procede à cardioversão elétrica sincronizada, iniciando com 100 J.

> Informação complementar dada nesse momento, após CVE, ou mostrada no monitor:
> • **Reversão para ritmo sinusal**

( ) Prescreve antiarrítimico amiodarona de manutenção.
( ) Solicita avaliação do cardiologista.

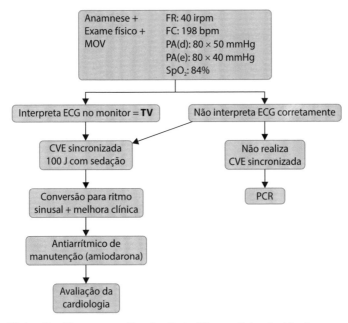

Caso Clínico 3 – Fluxograma: Taquiarritmia TV com Pulso Instável

# Abordagem Prática das Taquiarritmias com Pulso no PS para Não Especialistas

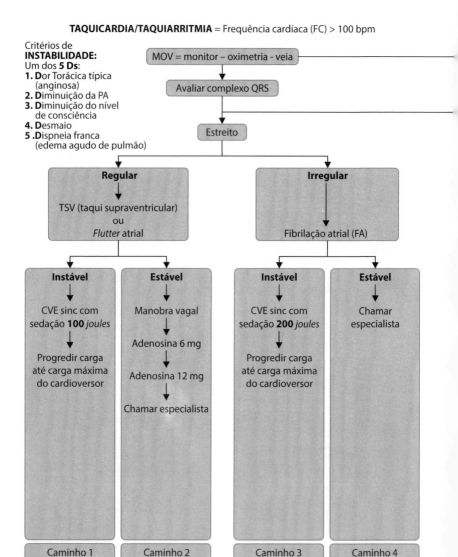

CVE sinc = CardioVersão Elétrica sincronizada (sempre lembrar de apertar o botão "SINC" e conferir se realmente sincronizou). É importante PRÉ-OXIGENAR (ANTES) ($O_2$ MAF 10 L/min por 3 min), mesmo se já estiver saturando bem e deixar material de IOT próximo e testado com AMBU. Sedação = Propofol 1 mL a cada 10 kg (fazer de 2 em 2 mL puro); Fentanil 3 mL lento (em 3 min) + Midazolam (Dormonid©) 3 mL (diluídos pra 7 ml ABD). Midazolam = 0,2 mg/kg (1 amp = 15 mg/3 mL). Etomidato = 0,3 mg/kg (1 amp = 20 mg/10 mL).

## Aplicando o Módulo III – Urgências Cardiológicas ■ 165

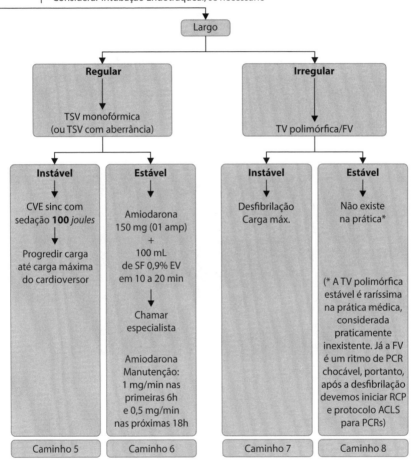

DICA: Em todas as taquiarritmias instáveis, a CVE inicia-se com 100 *Joules*, com exceção da FA (Fibrilação Atrial) que são 200 J e o *flutter* atrial que são 50 J. Obs.: IMPORTANTE: A adenosina deve ser feita em acesso *three way* já preparada a medicação na seringa, em um lado, e um *bolus* de ABD/SF 0,9% em outra seringa e fazer os dois rápidos em sequência. E lembrar-se de que, antes de fazer Adenosina EV, comunique ao paciente sobre o intenso mal-estar que a medicação causa.

## Passo a Passo da Cardioversão Elétrica Sincronizada

1. Ligue o desfibrilador/cardioversor no modo "pás".
2. Selecione a carga/energia desejada (na fibrilação atrial inicia-se com 200 joules, enquanto nas outras taquiarritmias inicia-se com 100 joules, progredindo caso necessário).
3. Pressione a opção *"sinc"* para sincronizar a cardioversão com o complexo QRS (ver **Figura 9.3.1**).
4. Aperte o botão "carga" para carregar até a carga/energia escolhida. Quando estiver carregado, aparecerá no monitor "carga pronta".
5. Coloque as pás no tórax do paciente (*apex* e *sternum*).
6. Nesse momento, diga para todos se afastarem, e verifique se não há ninguém encostado no paciente ou na fonte de oxigênio próxima (caso haja, peça para remover fonte de oxigênio).
7. Pressione o botão "choque", ou aperte os botões nas pás simultaneamente para chocar.

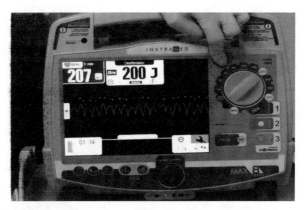

**Figura 9.3.1** – *Cardioversor.*

# 9.4 Bradiarritmias

Fabiane Mendes de Souza
Renata de Carvalho Bicalho Carneiro
Paulo Fernando Aguiar
Brendow Ribeiro Alencar

## ■ Conhecimento Prévio
- Anatomia, fisiologia e semiologia cardiovascular.
- Interpretação de eletrocardiograma.
- Manobras de ressuscitação cardiopulmonar.

## ■ Objetivo Geral
- Conduzir corretamente casos de bradiarritmias estáveis e instáveis.

## ■ Objetivos Específicos
- Realizar adequadamente anamnese e exame físico, em caso de bradiarritmia.
- Reconhecer a bradiarritmia no traçado eletrocardiográfico.
- Diferenciar sinais e sintomas causados pela frequência cardíaca baixa, daqueles relacionados à doença de base.
- Identificar sinais e sintomas que indicam instabilidade na bradiarritmia.
- Conhecer possíveis causas e diagnósticos diferenciais das bradiarritmias.
- Dominar as indicações e o modo de realizar as opções terapêuticas, sobretudo atropina, estimulação transcutânea, dopamina e epinefrina.
- Saber quando solicitar a opinião de um especialista.

## ■ Materiais Necessários
- Manequim de simulação *SimMan* 3G.
- Eletrocardiograma.
- Cateter nasal.
- Máscara de alto fluxo com e sem reservatório.

# 168 ■ Série Brasileira de Medicina de Emergência

- Monitor multiparamétrico.
- Oxímetro.
- Material para intubação orotraqueal.
- Material para acesso venoso periférico e central.
- Equipo de soro.
- Bomba de infusão.
- Drogas: atropina, adrenalina, dopamina, para intubação orotraqueal e para parada cardiorrespiratória.
- Desfibrilador equipado com marca-passo transcutâneo.
- Equipamentos de multimídia para apresentação de resultados de exames.

## ■ Local

- Pronto-socorro de um hospital.

## ■ Participantes

- Inicialmente, um médico plantonista do pronto-socorro.
- Outro médico plantonista do pronto-socorro pode ser solicitado.
- Um enfermeiro.

## ■ Informações do Caso

- Oferecidas pelo paciente de acordo com o que for questionado por quem assume o papel de médico (o professor pode falar pelo manequim).
- Do enfermeiro, se solicitado.
- Programadas no monitor e no manequim.

## ■ Metodologia da Aula

A aula inicia-se com a simulação de um atendimento a um paciente com queixa de pré-síncope e dor torácica, em sala de emergência. Três alunos participam da simulação de um caso clínico, atendendo como médicos em um pronto-socorro de um hospital. O paciente é um manequim de alta fidelidade, capaz de reproduzir vários sinais. Os alunos devem atuar em equipe, iniciando com anamnese e exame físico. Resultados de exames são comunicados ou mostrados em um monitor, para análise, somente quando solicitados. E toda a conduta pode ser simulada com detalhes. Por exemplo, a enfermeira que participa do caso pode ser instruída a questionar a diluição, dose, via de administração e vazão de cada medicamento. Todos os exames (imagem e laboratoriais) descritos no caso clínico estarão disponibilizados em uma pasta específica no computador utilizado, e o orientador pode projetá-los, para interpretação pelo aluno.

O aluno que estará sendo avaliado será o líder da equipe e deverá cumprir todo o *check list* demonstrado a seguir, não necessariamente na ordem apresenta, mas abrangendo todas as condutas citadas e assim o paciente atendido obterá melhora clínica. Caso o aluno não cumpra tal *check list* e cometa erros, outros caminhos para o caso serão traçados, e o paciente evoluirá com piora clínica e até óbito (veja o fluxograma ao final do caso clínico). O instrutor pode ficar à vontade para criar situações fora do modelo e padrões exemplificados abaixo, desde que contemple todos os pontos importantes que a aula exige, objetivando o aprendizado prático pelos alunos.

Os outros alunos observam o atendimento como espectadores. Ao final, todos discutem no *debriefing*.

## ■ Caso Clínico 1 (Bradiarritmia Sintomática)

Paciente, 63 anos de idade, sexo masculino, trabalhador rural, acompanhado da esposa, é atendido no pronto-socorro de um hospital, com queixa de astenia, "sensação de desfalecimento" e dor torácica leve, em aperto, sem irradiação, que se iniciaram pela manhã, há cerca de 4 horas. Afirma que também está com dificuldade para respirar. Não sabe apontar fatores desencadeantes. Nega febre, desmaios ou outros sintomas. A esposa ressalta que está preocupada, porque seu marido já apresentou episódio de dor torácica há 2 anos, sendo diagnosticado com infarto agudo do miocárdio e submetido a colocação de *stent*. Não administrou nenhum medicamento em domicílio para alívio.

### Informações adicionais

Possui diagnóstico de Doença de Chagas e hipertensão arterial sistêmica há cerca de 15 anos, em uso regular de losartana 50 mg, 1 comprimido de 12 em 12 horas. Nega tabagismo, outras patologias e alergias medicamentosas. Mãe faleceu após complicações durante trabalho de parto, e pai teve morte súbita aos 73 anos. Possui seis irmãos, três com Doença de Chagas e dois hipertensos.

### Exame físico

- Ectoscopia: Estado geral regular, orientado, sem sinais de desidratação, acianótico, com mucosas normocoradas, afebril. **(informado pelo instrutor, se questionado pelo estudante)**
- Dados vitais: Frequência ventilatória de 22 irpm. Saturação periférica de oxigênio de 97%. Frequência cardíaca de 41 bpm. Pressão arterial de 102 × 54 mmHg em membro superior esquerdo, em decúbito dorsal. Pressão arterial de 100 × 60 mmHg em membro

170 ■ Série Brasileira de Medicina de Emergência

direito esquerdo, em decúbito dorsal. **(informado pelo instrutor, se não monitorizado, se questionado pelo estudante, ou programado no monitor)**
- Aparelho respiratório: Crepitações discretas bilaterais. **(programado no manequim)**
- Aparelho cardiovascular: Bulhas cardíacas arrítmicas, normofonéticas, sem sopros. Pulsos periféricos cheios e simétricos. **(programado no manequim)**
- Abdome: Normotenso, livre, indolor. **(informado pelo instrutor, se questionado pelo estudante)**
- Membros inferiores: Sem edema, panturrilhas livres. **(informado pelo instrutor, se questionado pelo estudante)**

## Exames complementares

- Eletrocardiograma: Bloqueio atrioventricular de 2º grau Mobitz tipo II. **(mostrado no monitor para análise). *O aluno pode interpretar o ECG como BAV 2º grau Mobitz Tipo II, ou simplesmente referir tratar-se de uma bradiarritmia sintomática. Não se exige o exato laudo do ECG nesses casos de emergência. O importante é a decisão adequada e rápida da conduta.**

## Ações críticas a serem cumpridas pelo aluno – *Check list*

Reconhece o quadro clínico e sua evolução e institui as medidas a seguir:
( ) Monitoriza continuamente (monitor cardíaco e oximetria de pulso).
( ) Realiza acesso venoso périférico.
( ) Administra $O_2$ suplementar (CN 2-5/min ou MAF 5-10 l/min) se $SpO_2 \leq 90\%$.
( ) Solicita ECG de 12 derivações.

## Diagnóstico da bradiarritmia

( ) Interpreta corretamente o ECG.

## Terapia inicial

( ) Prescreve atropina 0,5 mg (1 amp).

Informação complementar dada pelo instrutor: nesse momento após a primeira dose de atropina:
• **Sem melhora clínica. Mantendo bradicardia sintomática.**

( ) Prescreve mais uma dose de atropina 0,5 mg (pode ser tentada até 3 mg de atropina).
ou

Aplicando o Módulo III – Urgências Cardiológicas ■ 171

( ) Prescreve epinefrina, na dose de 2 a 10 mcg/min na BIC.

ou

( ) Prescreve dopamina na dose de 2 a 20 mcg/kg/min na BIC.

ou

( ) Solicita marca-passo transcutâneo provisório.

e

( ) Solicita (ou encaminha para) cirurgia vascular, para passagem de marca-passo transvenoso.

## Evoluções sugeridas para o caso clínico

- Identificar presença ou não de sinais e sintomas de instabilidade. Providenciar medidas iniciais, o chamado "MOV".
- Interpretar ritmo cardíaco. Identificar hipótese diagnóstica. Tentar atropina.
- Caso contrário, evolui com piora dos sintomas de instabilidade.
- O paciente não irá responder ao tratamento medicamentoso, devendo-se colocar marca-passo provisório transcutâneo.
- Caso contrário, evolui com ritmo de parada cardiorrespiratória.
- Paciente bem conduzido evoluirá com melhora.
- Paciente mal conduzido evoluirá para óbito.

## Pontos importantes na abordagem prática das bradiarritmias

- Postura profissional e trabalho em equipe.
- Adequado direcionamento da anamnese e do exame físico.
- Estabelecimento de "MOV" de acordo com a necessidade.
- Identificação da sintomatologia causada por baixa frequência cardíaca.
- Diferenciação entre caso estável e instável.
- Identificação da bradiarritmia no traçado eletrocardiográfico.
- Solicitação de exames complementares de forma racional, individualizada e em momento oportuno, sabendo interpretá-los.
- Pesquisa de eventuais causas, principalmente causas reversíveis.
- Descarte de forma apropriada dos diagnósticos diferenciais.
- Indicação correta da opção terapêutica.
- Domínio do uso e limitações da atropina em bradiarritmias.
- Instalação, obedecendo ao passo a passo do marca-passo provisório transcutâneo.
- Reconhecimento do caráter provisório do marca-passo transcutâneo e transvenoso.
- Abordagem de possíveis complicações do quadro, como realização de manobras de ressuscitação cardiopulmonar na parada cardiorrespiratória.

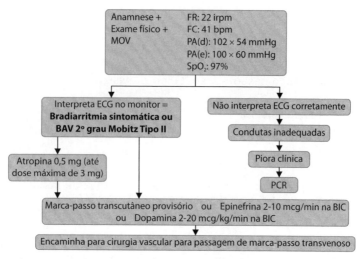

**Caso Clínico 1 – Fluxograma: Bradiarritmia Sintomática**

## ■ PASSO A PASSO DA INSTALAÇÃO DO MARCA-PASSO TRANSCUTÂNEO

1. Colocar as pás adesivas, colando uma no tórax anterior, e outra, no tórax posterior do paciente
2. Plugar o cabo das pás no aparelho cardiodesfibrilador.
3. Mudar para modo "MARCA-PASSO" e iniciar com FC de 60bpm e voltagem de 10 mA.
4. Progredir voltagem de 10 em 10 mA olhando o monitor até que toda a espícula gere um QRS. Após conseguir isso, aumentar mais 5 mA e deixar assim.
5. Quanto à FC, baseie-se na melhora CLÍNICA do paciente (geralmente não precisa de mais de 60-70 bpm).
6. Avaliar "captura mecânica" comparando o pulso FEMORAL com a FC definida no monitor.

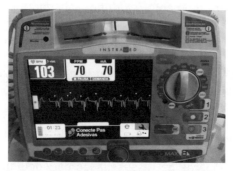

**Figura 9.2** – *Monitor no modo "marca-passo", e traçado mostrando as espículas.*

Aplicando o Módulo III – Urgências Cardiológicas ■ 173

## ABORDAGEM PRÁTICA DAS BRADICARDIAS SINTOMÁTICAS NO PS PARA NÃO ESPECIALISTAS

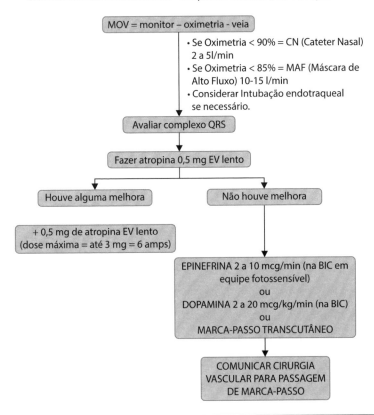

Como fazer EPINEFRINA?
R: Diluir 12 amps. (01amp. tem 1mg/1ml 12amps. = 12mg/12ml) em 188ml de SGI5% Concentração de 12mg, ou seja, 12000mcg/200ml 60mcg/ml. Iniciar a 2ml/h (2mcg/min) e progredir até 10ml/h (10mcg/min). *Aqui não importa o peso!

Como fazer DOPAMINA?
R: Diluir 05amps. (01amp. = 50mg/10ml 05amps. = 250mg/50ml) em 200ml de SGI5% Concentração de 1mg/ml. Iniciar a 8ml/h na BIC e aumentar de 10 em 10ml/h. (Ex: Para um paciente de 60kg Máximo de 36ml/hora)

# Capítulo 10

## Módulo IV – Urgências Clínicas no Adulto

### 10.1 Emergência Hipertensiva

Luiz Ernani Meira Junior
Victor Mendes Ferreira
Larissa Maria Oliveira Gonzaga
Brendow Ribeiro Alencar

■ **Conhecimento Prévio**

- Realização de exame físico completo.
- Definição, fisiopatologia, manifestações clínicas e complicações de crises hipertensivas.
- Interpretação de eletrocardiograma, radiografia de tórax e gasometria arterial.
- Manejo de aminas vasoativas.
- Indicação e realização de intubação endotraqueal.
- Identificação de parada cardiorrespiratória e realização de manobras de ressuscitação cardiopulmonar.

■ **Objetivo Geral**

- Manejar caso de uma Emergência Hipertensiva manifestada na forma de Edema Agudo de Pulmão.

■ **Objetivos Específicos**

- Identificar crise hipertensiva, diferenciando tratar-se ou não de emergência hipertensiva.
- Diagnosticar e tratar um caso de Edema Agudo de Pulmão.
- Saber prescrever drogas vasoativas anti-hipertensivas.
- Identificar evolução para falência ventilatória e proceder com a intubação endotraqueal.
- Descrever benefícios e o uso da ventilação não invasiva (VNI).

# 176 ■ Série Brasileira de Medicina de Emergência

## ■ Materiais

- Manequim de Simulação *SimMan* 3G
- Monitor multiparâmetro
- Eletrocardiograma
- Oxigênio
- Máscara de alto fluxo
- Laringoscópio
- Tubo orotraqueal (7,5; 8,0; 8,5; 9,0)
- Fio-guia
- Bouguie
- Seringa 20 mL
- Bolsa ventilatória
- Fixador de tubo
- Aspirador
- Estetoscópio
- Esfigmomanômetro
- Jelcos (18; 16; 14)
- Equipo de soro
- Soro fisiológico
- Bombas de infusão
- Drogas: Nitroprussiato de Sódio (*Nipride®*), Nitroglicerina (*Tridil®*), Dobutamina, Epinefrina, Noradrenalina, Captopril, Furosemida (*Lasix®*), Morfina, Deslanosídeo (*Cedilanide®*), Fentanil, Etomidato, Succinilcolina (*Quelicin®*), Midazolam (*Dormonid®*)

## ■ Local

- Pronto-socorro de um hospital

## ■ Participantes

- Inicialmente, um médico plantonista do pronto-socorro.
- Outro médico plantonista do pronto-socorro pode ser solicitado.
- Um enfermeiro.

## ■ Informações do Caso

- Oferecidas pelo paciente de acordo com o que for questionado por quem assume o papel de médico (o professor pode falar pelo manequim).
- Do enfermeiro, se solicitado.
- Programadas no monitor e no manequim.

## ■ Metodologia da Aula

Três alunos participam da simulação de um caso clínico, atendendo como médicos em um pronto-socorro de um hospital. O paciente é um manequim de alta fidelidade, capaz de reproduzir vários sinais. Os alunos devem atuar em equipe, iniciando com anamnese e exame físico. Resultados de exames são comunicados ou mostrados em um monitor, para análise, somente quando solicitados. E toda a conduta pode ser simulada com detalhes. Por exemplo, a enfermeira que participa do caso pode ser instruída a questionar diluição, dose, via de administração e vazão de cada medicamento. Todos os exames (imagem e laboratoriais) descritos no caso clínico estarão disponibilizados em uma pasta específica no computador utilizado, e o orientador pode projetá-los, para interpretação pelo aluno.

O aluno que estará sendo avaliado será o líder da equipe e deverá cumprir todo o *check-list* demonstrado adiante, não necessariamente na ordem descrita, mas abrangendo todas as condutas citadas, e assim o paciente atendido obterá melhora clínica. Caso o aluno não cumpra tal *check-list* e cometa erros, outros caminhos para o caso serão traçados, e o paciente evoluirá com piora clínica e até óbito (veja o fluxograma ao final do caso clínico). O instrutor pode ficar à vontade para criar situações fora do modelo e padrões exemplificados abaixo, desde que contemple todos os pontos importantes que a aula exige, objetivando o aprendizado prático pelos alunos.

Os outros alunos observam o atendimento como espectadores. Ao final, todos discutem no *debriefing*.

## ■ Caso Clínico 1 (Edema Agudo de Pulmão Hipertensivo)

Paciente, 50 anos de idade, sexo masculino, é admitido com queixa de dispneia aguda e tosse produtiva com secreção rósea. O quadro se iniciou com desconforto respiratório e cefaleia há 1h e está piorando progressivamente. Nega febre, dor torácica, tontura, síncope, vômitos, alterações visuais ou outros sintomas. Afirma que nunca apresentou quadro semelhante anteriormente.

### Informações adicionais

Diagnosticado há cerca de 2 anos com hipertensão arterial sistêmica, diabetes mellitus tipo II e dislipidemia. Faz uso irregular de hidroclorotiazida, captopril, metformina e sinvastatina. Não informa bem sobre apresentação e posologia das medicações. Nega tabagismo, internações e cirurgias prévias. Nega alergias medicamentosas. Pai com história de infarto agudo do miocárdio (IAM), e mãe com diagnóstico de obesidade e diabetes mellitus tipo II.

# 178 ■ Série Brasileira de Medicina de Emergência

## Exame físico

- Ectoscopia: Estado geral regular, ansioso, confuso, Glasgow 14, fala com dificuldade, quase não consegue pronunciar frases inteiras, sudorético, corado, enchimento capilar rápido. Sem déficits neurológicos e com pupilas isocóricas. Fundo de olho com retinopatia grau III **(informados pelo instrutor, se questionado pelo estudante)**
- Dados vitais: Frequência ventilatória de 32 irpm. Saturação periférica de oxigênio de 85%. Frequência cardíaca de 120 bpm. Pressão arterial de 230x120 mmHg em membro superior esquerdo, em decúbito dorsal. Pressão arterial de 230x130 mmHg em membro direito esquerdo, em decúbito dorsal. **(informado pelo instrutor, se não monitorizado, se questionado pelo estudante, ou programado no monitor)**
- Aparelho cardiovascular: Ritmo cardíaco regular, bulhas normofonéticas, sem sopros. Pulsos periféricos cheios e simétricos. **(programados no manequim)**
- Aparelho respiratório: Tiragem subcostal e intercostal. Crepitações difusas bilateralmente. **(informados pelo instrutor, se questionado pelo estudante)**
- Abdome: Normotenso, livre, indolor. **(informado pelo instrutor, se questionado pelo estudante)**
- Membros inferiores: Edema bilateral de MMII 2+/4+, panturrilhas livres. **(informado pelo instrutor, se questionado pelo estudante)**

## Exames complementares

- Eletrocardiograma: Taquicardia sinusal. **(mostrado no monitor para análise)**
- Radiografia de tórax: infiltrado sugestivo de congestão pulmonar bilateral **(mostrado no monitor para análise)**
- Gasometria arterial: acidose respiratória **(mostrado no monitor para análise)**
- Hemograma, eletrólitos e função renal: sem alterações significativas. **(informado pelo instrutor)**
- Marcadores de lesão miocárdica: negativos. **(informado pelo instrutor)**
- Peptídeo natriurético tipo B: indisponível. **(informado pelo instrutor)**
- Pode-se acrescentar a avaliação ultrassonográfica (Ultrassom *Point of Care*): presença de *lung slice* bilateral e linhas B bilateral. **(mostrado no simulador para análise)**

## Ações críticas a serem cumpridas pelo aluno - *Checklist*

Reconhece o quadro clínico e sua evolução e institui as medidas a seguir:

( ) Monitoriza continuamente (monitor cardíaco e oximetria de pulso).

( ) Realiza acesso venoso périférico.

( ) Administra $O_2$ suplementar (CN 2-5 L/min ou MAF 5-10 L/min) se $SpO_2 \leq 90\%$.

( ) Solicita ECG de 12 derivações.

( ) Solicita marcadores de necrose miocárdica.

( ) Solicita Radiografia de Tórax.

## Diagnóstico do EAP

( ) Interpreta corretamente o ECG.

( ) Interpreta corretamente curva enzimática.

( ) Interpreta corretamente a Radiografia de Tórax ou USG *Point of Care*.

**\*ATENÇÃO: O aluno não deve aguardar o resultado dos exames para iniciar a terapia, pois o diagnóstico é clínico.**

## Terapia inicial

( ) Solicita posicionamento adequado do paciente (cabeceira elevada 90°, mantendo o paciente sentado com os membros inferiores pendentes).

( ) Prescreve Furosemida (*Lasix*®) endovenoso 1 mg/kg.

( ) Prescreve Morfina (Dimorf®) endovenosa 2 a 4 mg.

( ) Prescreve Nitrato 5 mg sublingual ou Nitroglicerina endovenosa.

( ) Solicita passagem de sonda vesical de demora (SVD).

( ) Iniciou o controle pressóricos com nitroprussiato de sódio ou nitroglicerina na bomba de infusão contínua

**Observação: discutimos depois, com os alunos, as doses e diluições padrão destas medicações.**

---

Informação complementar após medidas adequadas:
• **Melhora clínica importante. Paciente diminui o esforço respiratório, frequência respiratória de 28 irpm, está saturando 90%, pressão arterial de 160x100 mmHg. Ausculta respiratória com diminuição das crepitações**

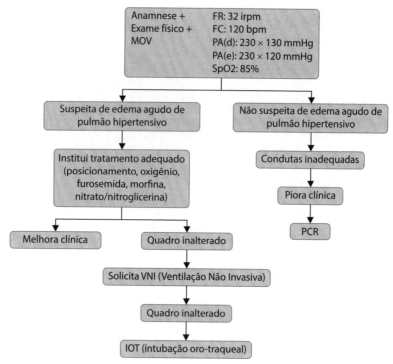

Caso Clínico 1 - Fluxograma: Emergência Hipertensiva (EAP)

## 10.2 Insuficiência Respiratória Aguda

Luiz Ernani Meira Junior
Victor Mendes Ferreira
Larissa Maria Oliveira Gonzaga
Brendow Ribeiro Alencar

■ Conhecimento Prévio

- Exame físco e fisiologia do aparelho respiratório.
- Fisiopatologia da insuficiência respiratória.
- Sintomatologia e complicações de asma.
- Maneiras de oferecer suporte ventilatório.
- Técnica de intubação orotraqueal.

- Identificação de parada cardiorrespiratória e realização de manobras de ressuscitação cardiopulmonar.

## Objetivo Geral

- Manejar um caso de Insuficiência Respiratória Aguda.

## Objetivos Específicos

- Identificar e conduzir um caso de Asma Grave.
- Reconhecer indicação de intubação orotraqueal e realizá-la corretamente.
- Identificar e tratar o pneumotórax hipertensivo.

## Materiais

- Manequim de Simulação *SimMan* 3G.
- Oxigênio suplementar.
- Máscara de alto fluxo.
- Tubo orotraqueal (7,5; 8,0; 8,5; 9,0).
- Fio-guia.
- Bolsa ventilatória.
- Aspirador.
- Laringoscópio com lâmina curva 3, 4 e 5 e pilhas.
- Estetoscópio.
- Seringa 20 mL.
- Jelcos (18; 16; 14).
- Drogas: Fenoterol (*Berotec*®), Brometo de Ipratrópio (*Atrovent*®); soro fisiológico a 0,9%; Hidrocortisona; Sulfato de Magnésio; Adrenalina; Noradrenalina; Dobutamina; Nitroglicerina (*Tridil*®); Nitroprussiato de Sódio (*Nipride*®); Salbutamol *spray* e endovenoso; Cetamina; Fentanil; Etomidato; Succinilcolina (*Quelicin*®); Midazolam (*Dormonid*®).

## Local

- Pronto-socorro de um hospital

## Participantes

- Inicialmente, um médico plantonista do pronto-socorro.
- Outro médico plantonista do pronto-socorro pode ser solicitado.
- Um enfermeiro.

# 182 ■ Série Brasileira de Medicina de Emergência

## ■ Informações do Caso

- Oferecidas pelo paciente de acordo como for questionado por quem assume o papel de médico (o professor pode falar pelo manequim).
- Do enfermeiro, se solicitado.
- Programadas no monitor e no manequim.

## ■ Metodologia da Aula

Dois alunos participam da simulação de um caso clínico, atendendo como médicos em um pronto-socorro de um hospital. O paciente é um manequim de alta fidelidade, capaz de reproduzir vários sinais. Os alunos devem atuar em equipe, iniciando com anamnese e exame físico. Resultados de exames são comunicados ou mostrados em um monitor, para análise, somente quando solicitados. E toda a conduta pode ser simulada com detalhes. Por exemplo, a enfermeira que participa do caso pode ser instruída a questionar diluição, dose, via de administração e vazão de cada medicamento. Todos os exames (imagem e laboratoriais) descritos no caso clínico estarão disponibilizados em uma pasta específica no computador utilizado, e o orientador pode projetá-los para interpretação pelo aluno.

Ainda que o tratamento inicial esteja correto, o quadro é grave, e evolui com insuficiência respiratória, que deve ser prontamente identificada, procedendo com intubação orotraqueal. Em seguida, devido à pressão positiva da ventilação mecânica, manifesta pneumotórax hipertensivo. Casos inadequadamente conduzidos evoluirão para parada cardiorrespiratória e óbito.

O aluno que estará sendo avaliado será o líder da equipe e deverá cumprir todo o *check-list* demonstrado adiante, não necessariamente na ordem descrita, mas abrangendo todas as condutas citadas, e assim o paciente atendido obterá melhora clínica. Caso o aluno não cumpra tal *check-list* e cometa erros, outros caminhos para o caso serão traçados, e o paciente evoluirá com piora clínica e até óbito (veja o fluxograma ao final do caso clínico). O instrutor pode ficar à vontade para criar situações fora do modelo e padrões exemplificados abaixo, desde que contemple todos os pontos importantes que a aula exige, objetivando o aprendizado prático pelos alunos.

Os outros alunos observam o atendimento como espectadores. Ao final, todos discutem no *debriefing*.

## ■ Pontos Importantes na Abordagem Prática da Insuficiência Respiratória Aguda na Asma Grave

- Trabalho em equipe
- Postura ética e profissional

Módulo IV – Urgências Clínicas no Adulto ■ 183

- Exame clínico diagnóstico
- Solicitação de monitorização contínua, oxigênio suplementar e acesso venoso periférico (MOV)
- Instituição de oxigenoterapia de acordo com a necessidade
- Tratamento medicamentoso geral - nebulização com beta-2-agonista e agente anticolinérgico e corticosteroide endovenoso
- Reconhecimento de insuficiência respiratória aguda e realização de intubação orotraqueal
- Identificação de pneumotórax respiratório e realização de toraco-centese de alívio

## ■ Caso Clínico 1 (Asma Grave)

Paciente, 40 anos de idade, sexo masculino, admitido com quei-xa de tosse seca, chieira e dispneia há 2 dias, que pioraram hoje. Nega outros sintomas. Sabidamente asmático, faz uso irregular de salbutamol *spray* duas vezes ao dia em domicílio. Fez nebulização no posto de saúde hoje, pela manhã, sem melhora da dispneia, sendo encaminhado ao pronto-socorro do hospital por seu médico de Saúde da Família.

### Informações adicionais

Tem história de uma crise grave há 4 anos, tendo sido intubado e permanecido por 3 dias no CTI. Esteve internado no hospital há 2 meses, devido a quadro de asma grave. Faz também uso de ansio-lítico Bromazepam (*Lexotan*®) à noite. Tabagista em abstinência - 2 maços/dia, consumo suspenso há 4 anos. Etilista social. Nega uso de outros medicamentos e comorbidades. Diz ser alérgico a *Cataflam*® e a *Benzetacil*®.

### Exame físico

- Ectoscopia: Estado geral regular, consciente, porém confuso, Glas-gow 14. Agitado, tenta falar com dificuldade, frases curtas, porém sem ruídos. Sudorético, corado, hidratado, acianótico, anictérico, afebril. Pupilas isocóricas e reativas, sem déficits neurológicos. **(informados pelo instrutor, se questionado pelo estudante)**
- Dados vitais: Frequência ventilatória de 36 irpm. Saturação periférica de oxigênio de 87%. Frequência cardíaca de 142 bpm. Pressão arterial de 140x80 mmHg em membro superior esquerdo, em decúbito dorsal. Pressão arterial de 140x80 mmHg em membro direito esquerdo, em decúbito dorsal. Temperatura axilar de 36,4 °C **(informado pelo instrutor, se não monitorizado, se questionado pelo estudante, ou programado no monitor)**

# 184 ■ Série Brasileira de Medicina de Emergência

- Aparelho cardiovascular: Ritmo cardíaco regular, bulhas normofonéticas, sem sopros. Pulsos periféricos cheios e simétricos. **(programados no manequim ou informados pelo instrutor)**
- Aparelho respiratório: Murmúrio vesicular com sibilos difusos bilateralmente Tiragem subcostal e intercostal, retração de fúrcula, expansibilidade simétrica. **(informados pelo instrutor, se questionado pelo estudante)**
- Abdome: Normotenso, livre, indolor. **(informado pelo instrutor, se questionado pelo estudante)**
- Membros inferiores: sem edemas, panturrilhas livres. **(informado pelo instrutor, se questionado pelo estudante)**

## Exames complementares

- Eletrocardiograma: Taquicardia sinusal. **(mostrado no monitor para análise)**
- Radiografia de tórax: hiperinsuflação, sem infiltrado em parênquima pulmonar **(mostrado no monitor para análise)**
- Gasometria arterial: acidose respiratória **(mostrado no monitor para análise)**
- Hemograma, eletrólitos e função renal: sem alterações significativas. **(informado pelo instrutor)**
- Marcadores de lesão miocárdica: negativos. **(informado pelo instrutor)**
- Peptídeo natriurético tipo B: indisponível. **(informado pelo instrutor)**
- Pode-se acrescentar a avaliação ultrassonográfica (Ultrassom *Point of Care*): presença de *lung slice* bilateral e linhas A bilateral. **(mostrado no simulador para análise)**

## Ações críticas a serem cumpridas pelo aluno – *Checklist*

Reconhece o quadro clínico de asma grave e sua evolução e institui as medidas a seguir:

( ) Monitoriza continuamente (monitor cardíaco e oximetria de pulso).

( ) Realiza acesso venoso périférico.

( ) Administra $O_2$ suplementar (CN 2-5 L/min ou MAF 5-10 L/min) se $SpO_2 \leq 90\%$.

( ) Solicita exames complementares.

( ) Solicita preparo do material de intubação (mesmo que não seja necessário com a evolução do caso).

**\*ATENÇÃO: O aluno não deve aguardar o resultado dos exames para iniciar a terapia, pois o diagnóstico é clínico.**

## Terapia inicial

( ) Solicita posicionamento adequado do paciente (cabeceira elevada 45°)

( ) Nebulização contínua

| Beta-2-agonista (Fenoterol - *Berotec*® 10-20 gotas ou Salbutamol - *Aerolin*® 30 gotas) + Anticolinérgico de ação curta (Ipratrópio - *Atrovent*® 20-40 gotas) |
|---|

( ) Prescreve corticosteroide endovenoso (ex.: Hidrocortisona 200-300 mg ou Metiprednisolona 60 mg)

| Informação complementar dada após medidas adequadas: • **30 minutos depois, paciente com pouca melhora clínica. Mantém esforço respiratório com SpO2 de 90%** |
|---|

( ) Mantém nebulização contínua

( ) Prescreve sulfato de magnésio 1,2 a 2 g endovenoso

ou

( ) Realiza intubação orotraqueal por sequência rápida adequadamente.

| Informação complementar dada após intubação orotraqueal: • **O paciente evolui com queda da saturação periférica de oxigênio e da pressão arterial, além de turgência de jugular, murmúrio vesicular muito diminuído e hipertimpanismo em hemitórax direito** |
|---|

( ) Suspeita de pneumotórax hipertensivo por barotrauma da ventilação positiva (**o aluno deve deixar claras sua hipótese diagnóstica e a causa**)

( ) Procede à toracocentese de alívio no 2° EIC com jelco 14 ou 16, na borda superior da costela inferior.

| Informação complementar dada após toracocentese de alívio: • **Melhora clínica significativa. SpO2 94%. PA 130x80 mmHg** |
|---|

## Evoluções sugeridas para o caso clínico

Em caso de tratamento inicial correto, paciente mantém-se refratário com indicação de intubação orotraqueal. O aluno poderá indicar ventilação não invasiva (VNI), mas não estará disponível e será discutido posteriormente. Após intubação, o paciente evolui com queda da saturação periférica de oxigênio e da pressão arterial, além de turgência jugular, murmúrio vesicular muito diminuído e hipertimpanismo em hemitórax direito. Após a toracocentese de alívio, apresenta melhora clínica.

Em caso de tratamento incompleto ou incorreto, paciente evolui com piora gradativa do quadro, apresentando bradicardia e, a seguir, apneia com parada cardiorrespiratória em atividade elétrica sem pulso (AESP) e depois em assistolia. Sem resposta às manobras de ressuscitação cardiopulmonar, evolui para óbito.

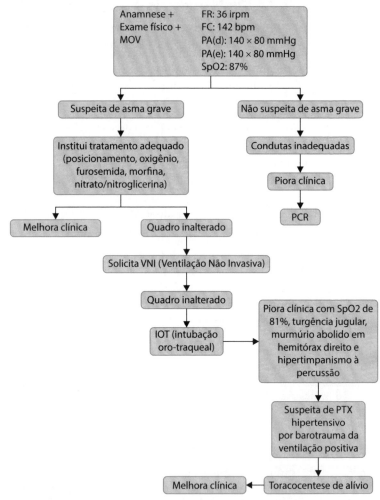

Caso Clínico 1 - Fluxograma: Insuficiência Respiratória Aguda (asma grave)

# 10.3 Intoxicações Exógenas

Luiz Ernani Meira Junior
Victor Mendes Ferreira
Larissa Maria Oliveira Gonzaga
Brendow Ribeiro Alencar

## ■ Conhecimento Prévio

- Sintomatologia e complicações das intoxicações exógenas mais comuns
- Abordagem inicial do paciente inconsciente
- Abordagem inicial e antídotos da intoxicação por amitriptilina e intoxicação por carbamato
- Uso de aminas vasoativas
- Interpretação de eletrocardiograma
- Indicação e técnica de intubação orotraqueal
- Identificação de parada cardiorrespiratória e realização de manobras de ressuscitação cardiopulmonar

## ■ Objetivo Geral

- Manejar casos clínicos de intoxicações exógenas, frequentes na prática médica

## ■ Objetivos Específicos

- Realizar atendimento inicial a um paciente inconsciente.
- Conhecer diagnósticos diferenciais pertinentes em um paciente com rebaixamento de consciência.
- Identificar e conduzir um caso de intoxicação.
- Conhecer as síndromes tóxicas.
- Identificar a necessidade e realizar intubação orotraqueal.
- Identificar e tratar uma arritmia decorrente da intoxicação.

## ■ Materiais

- Manequim de Simulação *SimMan* 3G
- Monitor multiparâmetro

188 ■ Série Brasileira de Medicina de Emergência

- Oxigênio suplementar
- Máscara de alto fluxo
- Drogas: soro fisiológico a 0,9%, adrenalina, noradrenalina, bicarbonato, amiodarona, cetamina, fentanil, etomidato, succinilcolina, midazolam
- Tubo orotraqueal (7,5; 8,0; 8,5; 9,0)
- Fio-guia
- Seringa 20 mL
- Bolsa ventilatória
- Aspirador
- Laringoscópio com lâmina curva (3; 4; 5) e pilhas
- Estetoscópio
- Jelcos (18; 16; 14)
- Sonda nasogástrica (SNG)

## ■ Local

- Pronto-socorro de um hospital

## ■ Participantes

- Inicialmente, um médico plantonista do pronto-socorro.
- Outro médico plantonista do pronto-socorro pode ser solicitado.
- Um enfermeiro.

## ■ Informações do Caso

- Informações oferecidas pelo paciente de acordo com o que for questionado por quem assume o papel de médico (o professor pode falar pelo manequim).
- Informações do enfermeiro, se solicitado.
- Informações programadas no monitor e no manequim.

## ■ Metodologia da Aula

Dois alunos participam da simulação de um caso clínico, atendendo como médicos em um pronto-socorro de um hospital. O paciente é um manequim de alta fidelidade, capaz de reproduzir vários sinais. Os alunos devem atuar em equipe, iniciando com anamnese e exame físico. Resultados de exames são comunicados ou mostrados em um monitor, para análise, somente quando solicitados. E toda a conduta pode ser simulada com detalhes. Por exemplo, a enfermeira que participa do caso pode ser instruída a

Módulo IV – Urgências Clínicas no Adulto ■ 189

questionar diluição, dose, via de administração e vazão de cada medicamento. Todos os exames (imagem e laboratoriais) descritos no caso clínico estarão disponibilizados em uma pasta específica no computador utilizado, e o orientador pode projetá-los para interpretação pelo aluno.

O aluno que estará sendo avaliado será o líder da equipe e deverá cumprir todo o *check-list* demonstrado adiante, não necessariamente na ordem do mesmo, mas abrangendo todas as condutas listadas, e assim o paciente atendido obterá melhora clínica. Caso o aluno não cumpra tal *check-list* e cometa erros, outros caminhos para o caso serão traçados, e o paciente evoluirá com piora clínica e até óbito (veja o fluxograma ao final do caso clínico). O instrutor pode ficar à vontade para criar situações fora do modelo e padrões exemplificados abaixo, desde que contemple todos os pontos importantes que tal aula exige, objetivando o aprendizado prático pelos alunos.

Os outros alunos observam o atendimento como espectadores. Ao final, todos discutem no *debriefing*.

## ■ Pontos Importantes na Abordagem Prática das Intoxicações Exógenas

- Correto atendimento inicial ao paciente inconsciente
- Exame clínico diagnóstico
- Realiza intubação orotraqueal com sucesso em momento oportuno
- Identificação da síndrome tóxica
- Administração de tratamento medicamentoso geral
- Identificação e condução adequada da taquiarritmia

## ■ Caso Clínico 1 (Intoxicação por Antidepressivo Tricíclico Amitriptilina)

Paciente, sexo masculino, 38 anos de idade, previamente hígido, é encontrado inconsciente em casa e conduzido pelo amigo vizinho até o hospital. O acompanhante está fazendo a ficha, e o médico deve iniciar o atendimento sem qualquer dado da história.

### Exame físico

- Ectoscopia: Desacordado, paciente irresponsivo, com respiração ruidosa, sem secreções ou corpos estranhos em vias aéreas após visualização, sudorético, corado, hidratado, acianótico, anictérico, afebril. Escala de Coma de Glasgow 7 (Resposta ocular: 2. Resposta verbal: 1. Resposta motora: 4). Pupilas midriáticas e levemente reativas, sem déficits. **(informados pelo instrutor se questionado pelo estudante)**

190 ■ Série Brasileira de Medicina de Emergência

- Dados vitais: Frequência ventilatória de 12 irpm. Saturação periférica de oxigênio de 89%. Frequência cardíaca de 90 bpm. Pressão arterial de 70x40 mmHg em membro superior esquerdo, em decúbito dorsal. Pressão arterial de 70x40 mmHg em membro direito esquerdo, em decúbito dorsal. Temperatura axilar de 36,4 °C **(informado pelo instrutor, se não monitorizado, se questionado pelo estudante, ou programado no monitor)**
- Aparelho cardiovascular: Ritmo cardíaco regular em 2 tempos, bulhas normofonéticas, sem sopros. Pulsos periféricos cheios e simétricos. **(programado no manequim ou informado pelo instrutor)**
- Aparelho respiratório: Murmúrio vesicular fisiológico bilateralmente, sem ruídos adventícios, expansibilidade simétrica. **(informados pelo instrutor, se questionado pelo estudante)**
- Abdome: Normotenso, livre, indolor. **(informado pelo instrutor, se questionado pelo estudante)**
- Membros inferiores: Sem edemas, panturrilhas livres. **(informado pelo instrutor, se questionado pelo estudante)**

## Exames complementares

- Glicemia capilar: 159 mg/dL. **(informado pelo instrutor)**
- Eletrocardiograma: QRS alargado e QT longo. **(mostrado no monitor, para análise)**
- Gasometria arterial: acidose respiratória e metabólica. **(informado pelo instrutor)**
- Radiografia de tórax: sem alterações. **(mostrado no monitor, para análise)**
- Hemograma e bioquímica: não disponíveis no momento. **(informado pelo instrutor)**

## Ações críticas a serem cumpridas pelo aluno - *Checklist*

Reconhece o quadro clínico potencialmente grave e sua evolução, e institui as medidas a seguir:

( ) Monitoriza continuamente (monitor cardíaco e oximetria de pulso).

( ) Realiza acesso venoso périférico.

( ) Realiza manobra de elevação do mento (*chin-lift*) e procura visualizar presença de secreções ou corpo estranho.

> Informação complementar dada pelo instrutor nesse momento:
> • **Paciente com respiração ruidosa, não há corpo estranho nem secreções à visualização direta.**

Módulo IV – Urgências Clínicas no Adulto ■ 191

( ) Solicita passagem de cânula orotraqueal de Guedel.

( ) Administra $O_2$ suplementar (CN 2-5 L/min ou MAF 5-10 L/min) se $SpO_2$ ≤ 90%.

( ) Solicita preparo do material de intubação (mesmo que não seja necessário com a evolução do caso).

( ) Solicita glicemia capilar.

( ) Solicita ECG de 12 derivações.

( ) Solicita gasometria arterial e exames gerais.

( ) Prescreve cristaloides (SF0,9% ou Ringer lactato) 1000 mL livre.

---

Informação complementar dada após expansão volêmica:
- **Paciente mantém-se desacordado, Glasgow 7, glicemia capilar de 159 mg/dL, SpO2 de 90%, PA de 80x60 mmHg.**

---

( ) Prescreve amina vasoativa (Ex.: Noradrenalina 4 amps. + 234 mL SGI5% em equipo fotossensível na BIC a 10 mL/hora)

( ) Procede à intubação orotraqueal por sequência rápida (uma vez que o paciente se mantém instável hemodinamicamente e com rebaixamento do nível de consciência, Glasgow ≤ 8, devendo-se prevenir broncoaspiração).

---

Informação complementar dada pelo instrutor após realização de amina vasoativa e IOT:
- **Paciente está acoplado à ventilação mecânica, com melhora do quadro hemodinâmico e ventilatório, SpO2 de 95% e PA de 110x70 mmHg.**

---

- **Informações adicionais: (informadas pelo instrutor após condutas iniciais realizadas pelo aluno).** O acompanhante chega com informações adicionais. O paciente, recentemente diagnosticado com depressão maior, foi afastado do trabalho e encontrava-se sob tratamento psiquiátrico, em uso de amitriptilina. O vizinho ouviu barulhos estranhos vindos da casa do paciente e, ao conferir se algo estava acontecendo, encontrou-o no sofá, letárgico, com várias cartelas de amitriptilina jogadas no chão, sem comprimidos. Colocou o paciente em seu carro e o conduziu ao hospital mais próximo. Acredita que não possui outra comorbidade e nunca soube de internações ou cirurgias prévias.

( ) Suspeita de intoxicação por amitriptilina.

( ) Questiona resultado da gasometria arterial.

---

Informação complementar dada pelo instrutor nesse momento:
- **Acidose mista.**

---

( ) Prescreve solução bicarbonatada (850 mL de SG5% + 150 mL de $HCO_3$ 8,4%) objetivando pH urinário maior que 7,5.

# 192 ■ Série Brasileira de Medicina de Emergência

( ) Prescreve hiper-hidratação (1000 mL SF0,9% 8/8h) até alcançar débito urinário de 100 a 400 mL/hora.

---

Informação complementar dada pelo instrutor após condutas adequadas:
- **Paciente em boa evolução clínica, monitorizando pH urinário e débito urinário de 200 mL/hora.**

---

## Evoluções sugeridas para o caso clínico

O aluno deve monitorizar o paciente, realizar avaliação segundo ABCDE do paciente crítico, oferecer oxigênio, requisitar acesso venoso periférico e hidratar. Solicitar glicemia, eletrocardiograma e exames laboratoriais. Na avaliação, constata-se que o paciente se mantém inconsciente, com quadro grave, necessitando de intubação orotraqueal e vasopressores. O atendimento deve ser dinâmico, ágil e cuidadoso.

Em caso de tratamento incompleto ou errado, paciente evolui para taquiarritmia (taquicardia ventricular com pulso) e, a seguir, apneia com parada cardiorrespiratória (PCR), em fibrilação ventricular (FV).

Paciente está sob suporte ventilatório invasivo e em uso de aminas vasoativas. É possível estimar sua gravidade, suspeitar de intoxicação. Constata-se que evolui com taquicardia ventricular monomórfica com pulso instável, sendo indicada a cardioversão elétrica sincronizada. Ele só responde ao terceiro choque, devendo aumentar a carga e ressincronizar a cada choque. Ainda que tenha retornado ao ritmo sinusal, manifestará nova arritmia se o aluno não prescrever o bicarbonato na dose de 1 mEq/kg.

Caso seja instituída conduta inadequada, o paciente evolui com apneia com parada cardiorrespiratória (PCR), em fibrilação ventricular (FV), seguindo para assistolia e óbito.

Módulo IV – Urgências Clínicas no Adulto ■ 193

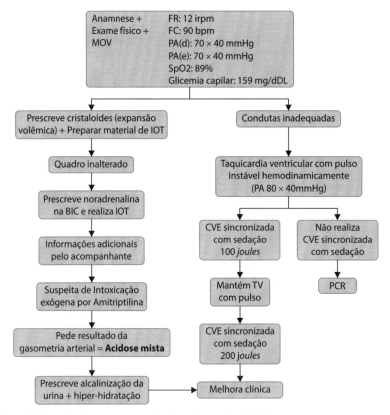

Caso Clínico 1 - Fluxograma: Intoxicação por Amitriptilina.

■ Caso Clínico 2 (Intoxicação por Carbamato ("chumbinho")

Paciente feminina, 45 anos de idade, desempregada, deu entrada no PS apresentando quadro de taquidispneia, sudorese intensa, sialorreia, diarreia, vômitos e miofasciculações de membros superiores, iniciados há aproximadamente 1 hora.

Informações adicionais

A acompanhante que a trouxe, sua irmã, informou que ela era uma pessoa muito depressiva, em tratamento psicológico devido a recente divórcio conturbado após descoberta de traição conjugal, e já tinha tentado suicídio há 4 meses com veneno de rato, porém fora impedida pelo filho. Hipertensa crônica controlada em uso de hidroclorotiazida 25 mg/dia, sem outras comorbidades. Nega alergias, cirurgias ou internações prévias.

194 ■ Série Brasileira de Medicina de Emergência

## Exame físico

- Ectoscopia: Mau estado geral, confusa, desorientada, sialorreia profusa e miose puntiforme. Normocorada, anictérica, acianótica, afebril, taquipneica. **(informados pelo instrutor, se questionado pelo estudante)**
- Dados vitais: Frequência ventilatória de 32 irpm. Saturação periférica de oxigênio de 90%. Frequência cardíaca de 47 bpm. Pressão arterial de 80x50 mmHg em membro superior esquerdo em decúbito dorsal. Pressão arterial de 80x40 mmHg em membro direito esquerdo em decúbito dorsal. Temperatura axilar de 36,8 °C **(informado pelo instrutor, se não monitorizado, se questionado pelo estudante, ou programado no monitor)**
- Aparelho cardiovascular: Ritmo cardíaco regular em 2 tempos, bulhas normofonéticas, bradicárdicas, sem sopros. Pulsos periféricos finos. **(programado no manequim ou informado pelo instrutor)**
- Aparelho respiratório: Murmúrio vesicular fisiológico sem ruídos adventícios, expansibilidade simétrica, taquidispneica com tiragem intercostal. **(informados pelo instrutor, se questionado pelo estudante)**
- Abdome: Normotenso, livre, indolor. **(informado pelo instrutor,se questionado pelo estudante)**
- Membros inferiores: sem edemas, panturrilhas livres. **(informado pelo instrutor, se questionado pelo estudante)**

## Exames complementares

- Glicemia capilar: 98 mg/dL. **(informado pelo instrutor)**
- Eletrocardiograma: Bradicardia sinusal **(mostrado no monitor para análise)**
- Radiografia de tórax: sem alterações. **(mostrado no monitor para análise)**
- Hemograma e bioquímica: não disponíveis no momento. **(informado pelo instrutor)**

## Ações críticas a serem cumpridas pelo aluno – *Checklist*

Reconhece a síndrome colinérgica e sua evolução e institui as medidas a seguir:

( ) Monitoriza continuamente (monitor cardíaco e oximetria de pulso).

( ) Realiza acesso venoso périférico calibroso.

( ) Administra $O_2$ suplementar (CN 2-5 L/min ou MAF 5-10 L/min) se $SpO_2$ ≤ 90%.

( ) Solicita preparo do material de intubação (mesmo que não seja necessário com a evolução do caso).

**\*ATENÇÃO: O aluno não deve aguardar o resultado dos exames para iniciar a terapia, pois o diagnóstico é clínico.**

( ) Suspeita de Intoxicação por carbamato ("chumbinho")

## Terapia inicial

( ) Solicita lavagem gástrica com sonda orogástrica de grosso calibre, ressaltando que o tempo de intoxicação foi de até 1 hora.
( ) Prescreve carvão ativado (1 g/kg).
( ) Prescreve hidratação endovenosa (1000 mL SF0,9% livre).
( ) Prescreve antídoto específico = Atropina 1 a 5 mg EV (1 amp. = 0,5 mg) a cada 5-15 minutos (pode chegar a doses cumulativas de até 100 mg ou mais).

---
Informação complementar dada pelo instrutor após essas medidas:
• **Paciente em boa evolução clínica, melhora do estado hemodinâmico e respiratório.**

---

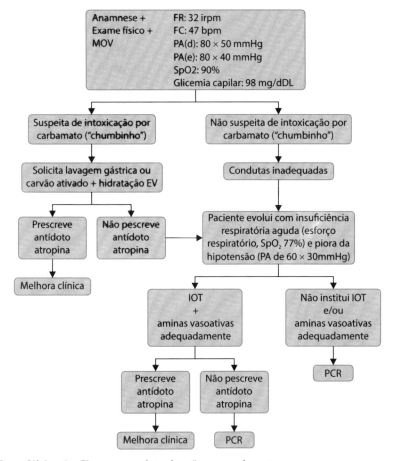

**Caso Clínico 2 - Fluxograma: Intoxicação por carbamato**

# Capítulo 11

## Emergências em Pediatria

Fabiane Mendes de Souza

Emergências em Pediatria são situações comuns e que exigem desempenho rápido, seguro e baseado em evidências científicas. Na faixa etária pediátrica, a população está mais predisposta às diversas complicações das doenças por questões imunológicas, fisiológicas e anatômicas. Somado ao maior risco de evolução desfavorável em comparação aos adultos, crianças trazem peculiaridades, com distinção em medicamentos indicados e contraindicados, posologia e técnicas dos procedimentos, inclusive entre recém-nascidos, lactentes, crianças e adolescentes, com protocolos específicos. Vale lembrar que "crianças não são adultos pequenos".

Atualmente, há uma necessidade crescente de padronização, atualização e transmissão de conhecimentos teóricos e práticos, que devem se iniciar na formação acadêmica. Infelizmente, no Brasil, o atendimento médico inicial a uma criança em estado grave muitas vezes é realizado por clínico generalista, por não haver pediatra ou emergencista disponível, o que enfatiza ainda mais a importância de disseminar noções do manejo desses pacientes e, sobretudo, treinamento de habilidades práticas.

A proposta de ensino no LabSim das Faculdades Integradas Pitágoras inclui uma disciplina de Simulação em Emergências Pediátricas, no 11° período da graduação de Medicina, quando os alunos realizam paralelamente estágio em serviço móvel de atendimento de urgências e possuem maior maturidade profissional com a experiência acadêmica no meio hospitalar.

Dispõe-se de uma sala ampla, reproduzindo o meio hospitalar com macas, berços comuns e aquecidos, incubadoras, manequins representando pacientes de diferentes idades, manequins do binômio mãe-filho para simulação de atendimento na sala de parto, materiais para suporte ventilatório invasivo e não invasivo, respirador, medicamentos e seus materiais para diluição e administração.

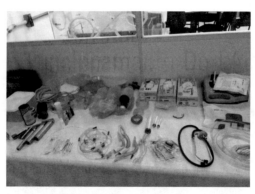

**Figura 11.1** – *Materiais utilizados em simulação.*

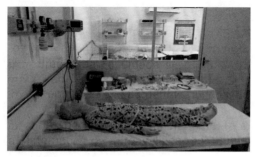

**Figura 11.2** – *Sala de simulação.*

A disciplina é estruturada em aulas teóricas ministradas para toda a turma e aulas práticas no laboratório de simulações para subgurpos de aproximadamente quatro a seis estudantes. Os temas trabalhados incluem: abordagem inicial ao paciente grave; insuficiência respiratória; oxigenoterapia; sequência rápida de intubação orotraqueal; choque; bradiarritmias; taquicarritmias; parada cardiorrespiratória; atendimento inicial ao recém-nascido na sala de parto; convulsões; intoxicação exógena.

Está sendo desenvolvido um projeto para aperfeiçoamento das simulações em emergências pediátricas e também gineco-obstétricas, na graduação em Medicina nas FIPMoc, com inovações e investimentos para otimização da abordagem. Em uma próxima edição deste nosso MANUAL, teremos capítulos com casos clínicos e metodologias utilizadas nessas estações de pediatria e ginecologia-obstetrícia.

# Capítulo 12

## *Ultrassonografia* Point-of-Care

Luiz Ernani Meira Junior

A faculdade adquiriu dois aparelhos de ultrassom (marcas: Venue 40 e Vscan da GE). Os alunos têm um primeiro contato no 8° período, quando, durante o treinamento do módulo ATLS, são apresentados aos aparelhos de ultrassom e ao conceito do exame FAST. É realizada uma demonstração do exame, utilizando um dos alunos nas práticas desse módulo. O ultrassom portátil Vscan é levado ao CTI da Santa Casa, onde os alunos do 9° período acompanham exames em pacientes reais durante a rodada do estágio nesse CTI. As aulas completas são ministradas no 11° período, dentro da disciplina de Urgência e Emergência. Assim como nas demais práticas, os alunos são divididos em grupos de seis alunos, e cada grupo tem cinco encontros com o professor Ernani no LabSim, onde são trabalhados os conceitos sobre a ultrassonografia à beira do leito na condução dos casos de urgência e emergência. São trabalhadas as aulas sobre o e-FAST, USG de Pulmão (BLUE PROTOCOL) e Avaliação hemodinâmica (Cava e Coração, RUSH PROTOCOL). São realizadas apresentações teóricas, apresentadas filmagens de alterações patológicas, e feitos exercícios práticos entre os alunos utilizando o Venue40. Os alunos também têm cinco encontros com a professora Luciana, radiologista, nos quais realizam exames em pacientes reais (no ambulatório), sob a supervisão da radiologista, e em pacientes simulados (alunos), quando são reforçadas as orientações técnicas e as janelas ultrassonográficas.

Ao final do módulo, os alunos são submetidos a um questionário avaliativo para mensurar a eficácia do aprendizado.

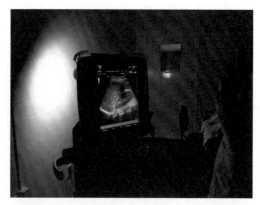

**Figura 12.1** – *Prática de ultrassom.*

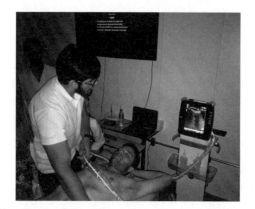

**Figura 12.2** – *Estudante realizando ultrassom.*

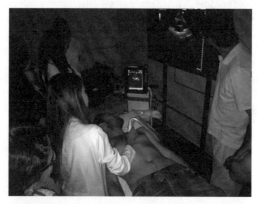

**Figura 12.3** – *Estudante realizando ultrassom.*

# Bibliografia

AMB/CFM/SBA 2003. Intubação traqueal difícil. Projeto Diretrizes. 3ª edição. Porto Alegre:Artmed, 2011.

American Heart Association. Destaques das Diretrizes da American Heart Association 2015 para RCP e ACE. [Versão em português]. Disponível em:https://eccguidelines.heart.org/wp-content/uploads/2015/10/2015-AHA-Guidelines-Highlights--Portuguese.pdf

American Heart Association. Suporte Avançado de Vida Cardiovascular- Manual para Profissionais de Saúde. São Paulo: Editora Sesil, 2012.

ATLS. Suporte Avançado de Vida no Trauma para médicos. Colégio Americano de Cirurgiões. Comitê de Trauma. 9ª edição.

Field JM, et al. Part 1: executive summary: 2010 American Heart Association Guidelines for Cardiopulmonary Resuscitation and Emergency Cardiovascular Care. Circulation. 2010;122(suppl 3): S640–S656.

Gal DST. Airway Management. In: Miller R. Anesthesia. 5th Ed, Philadelphia: Churchill Livingstone, 2000. pp. 1418-51.

Gonzalez MM; Timerman S; Oliveira RG de; Polastri TF; Dallanluis AP; Araújo S et al. I Diretriz de Ressuscitação Cardiopulmonar e Cuidados Cardiovasculares de Emergência da Sociedade Brasileira de Cardiologia: resumo executivo. Arquivo Brasileiro de Cardiologia. 2013;100(2):105-13.

Martins HS; Brandão Neto RA; Scalabrini Neto A; Velasco IT. Emergências clínicas: abordagem prática. 9a edição. Barueri, SP: Manole, 2014.

Quilici AP et al. Simulação clínica: do conceito à aplicabilidade. São Paulo: Edithora Atheneu, 2012.

Rogers RL; Mattu A; Winters ME; Martinez JP& Mulligan TM. Practical Teaching in Emergency Medicine. 2nd Ed. Massachusetts:Wiley-Blackwell, 2013.

Scalabrini Neto A; Dias RD; Velasco IT. Procedimentos em Emergências. Barueri. SP: Manole, 2012.

Throureen TL and Scott SB (editors). Emergency Medicine Simulation Workbook: a tool for bringing the curriculum to life. Massachusetts: Wiley-Blackwell, 2013,

Tibério IFC et al. (editor). Avaliação prática de habilidades clínicas em medicina São Paulo: Editora Atheneu, 2012.

# 202 ■ Série Brasileira de Medicina de Emergência

Walls, RM; Murphy MF. Guia prático para o manejo da via aérea na emergência. 3ª Ed. Editora: Artmed, 2011.

Ward JPT, Wiener C. The Respiratory System at a Glance. 2nd Ed. Massachusetts: Wiley-Blackwell, 2006.

Zincone E M; Dias RD. Ventilação com dispositivo bolsa-valva-máscara e intubação orotraqueal. In: Scalabrini Neto AS; Dias RD; Velasco IT [Editores]. Procedimentos em Emergências. Barueri, SP: Manole, 2012.

# Apêndices

# Regulamento do LABSIM FIPMoc

Ana Augusta Maciel de Souza
Fabiane Mendes de Souza
Luiz Ernani Meira Junior

## Capítulo I — Da Natureza e dos Objetivos do Laboratório de Simulações (LabSim) FIPMoc

**Art. 1º** – O LabSim caracteriza-se por apresentar uma estrutura tecnológica que propicia aos estudantes do curso de graduação em medicina das Faculdades Integradas Pitágoras o treinamento de habilidades contextualizadas e treinamento de protocolos clínicos, com base em situações que poderiam ser reais, por meio de simulações.

**Parágrafo único** – A simulação é realizada por tarefas e se utiliza da reprodução parcial ou total dessas tarefas em um modelo artificial, denominado simulador, e de cenários simulados com pacientes standardizados ou manequins de média ou alta fidelidade.

**Art. 2º** – São objetivos do LabSim:

I – Propiciar ao aluno o aprendizado das habilidades e dos protocolos de urgência e emergência clínica e cirúrgica.

II – Desenvolver uma visão crítica e construtiva da prática hospitalar e clínica, a partir de múltiplas práticas relacionadas à área de formação do acadêmico, as quais envolvem o exame físico e clínico, desde o histórico inicial da doença, até a sequência de cuidados sistematizados, como também o plano dos recursos para cada situação.

# 204 ■ Série Brasileira de Medicina de Emergência

## Capítulo II ) Da Estrutura e Funcionamento Do LABSIM

**Art. 3º** – O LabSim é um dos laboratórios das FIPMoc
Tem um professor coordenador médico responsável pelo laboratório que está diretamente subordinado ao coordenador do curso de Medicina e à direção da faculdade.
O coordenador do LabSim tem como competências:

**I** – Zelar pelo laboratório, garantindo seu pleno funcionamento com ordem e segurança.

**II** – Organizar o plano de curso e a metodologia de ensino empregada.

**III** – Organizar os materiais e equipamentos existentes.

**IV** – Apresentar à direção da Faculdade as medidas necessárias ao bom funcionamento do Laboratório, assim como propostas para a aquisição ou a manutenção de equipamentos necessários a seu pleno funcionamento.

**II** – Realizar avaliações periódicas do funcionamento do Laboratório considerando a sistemática de autoavaliação institucional.

**III** – Promover reuniões semestrais com os professores do Laboratório e com o coordenador do curso de Medicina das FIPMoc, com vistas ao planejamento e à organização da utilização dos ambientes de simulação e discussão da metodologia de ensino.

**IV** – Zelar pelo cumprimento deste Regulamento e propor alterações, quando necessário, considerando sugestões dos usuários do LabSim e resultados das avaliações de seu funcionamento.

**V** – Promover a capacitação do corpo docente para a utilização dos espaços e para a criação de cenários;

**VI** – Divulgar as ações realizadas a partir do contato com a Assessoria de Imprensa da Instituição.

**Art. 4º** – A estrutura de pessoal do LabSim é integrada também pelos professores das disciplinas, pela coordenadora administrativa, pelo coordenador dos técnicos de laboratório e por técnicos de laboratório, além dos acadêmicos monitores das disciplinas de Urgência e Emergência.

**§ 1º** – Aos professores compete:

A. Zelar pelo bom funcionamento do setor no que diz respeito a limpeza, organização, normas de biossegurança, equipe técnica e manutenção dos equipamentos de estrutura física.

Apêndices ■ 205

B. Participar do planejamento das ações realizadas pela Equipe do LabSim.

C. Manter contato sistemático com o coordenador do Laboratório.

D. Auxiliar no planejamento da compra dos materiais de consumo e solicitá-los com antecedência ao coordenador do LabSim ou à coordenadora administrativa.

E. Acompanhar as manutenções dos equipamentos e da estrutura física.

F. Planejar ações que permitam a efetiva qualidade no processo ensino-aprendizagem.

G. Realizar reuniões sistemáticas com toda a equipe técnica.

H. Incentivar a produção científica referente às práticas do Laboratório de Simulações.

I. Informar à coordenação do LabSim qualquer intercorrência, para que sejam tomadas as devidas providências.

J. Participar das reuniões quando convocados.

L. Manter as salas devidamente organizadas após utilizá-las.

M. Comunicar, por escrito, ao professor e coordenador do Laboratório, qualquer estrago ou extravio provocado no material, para que seja providenciada a reposição.

**Parágrafo Único** – Ao professor fica **vedada** qualquer decisão relativa à retirada de equipamentos do Laboratório, à divulgação de informações sobre a sua estrutura e funcionamento sem a prévia autorização da Coordenação do Laboratório.

**§ 2º** – À coordenadora administrativa compete:

A. Proceder à interface entre a coordenação do LabSim e a equipe de tecnicos de laboratório.

B. Prestar auxilio em toda a parte administrativa do LabSim.

C. Zelar pelo Laboratório, garantindo seu pleno funcionamento com ordem e segurança.

D. Organizar os materiais e equipamentos existentes.

E. Zelar pelo cumprimento deste Regulamento e propor alterações, quando necessário, considerando sugestões dos usuários do LabSim e resultados das avaliações de seu funcionamento.

F. Participar do planejamento das ações realizadas pela Equipe do LabSim.

G. Acompanhar as manutenções dos equipamentos e da estrutura física.

H. Informar à coordenação do LabSim qualquer intercorrência para que sejam tomadas as devidas providências.

**§ 3º** – À equipe de técnicos de laboratório compete:

I. Proceder à manutenção e limpeza dos materiais.

J. Manter atualizado o controle de utilização do Laboratório.

K. Prever o material necessário para a realização das práticas e, na falta, solicitá-lo aos professores, ou diretamente ao coordenador.
L. Providenciar o encaminhamento, para o setor de compras, do material solicitado pela coordenação.
M. Zelar pelo Laboratório, garantindo seu pleno funcionamento com ordem e segurança.
N. Organizar os materiais e equipamentos existentes.
O. Zelar pela limpeza, organização, conservação e uso correto dos equipamentos e materiais.
P. Responsabilizar-se pelo uso adequado dos equipamentos e materiais.
Q. Assessorar o professor nas aulas práticas no Laboratório quando solicitado.
R. Dirigir-se ao professor da disciplina em caso de dúvidas.
S. Organizar pacotes e kits utilizados em aulas práticas.
T. Restringir a entrada de pessoas portando pastas, bolsas, alimentos e similares nos ambientes do Laboratório.
U. Orientar os alunos para o uso correto de equipamentos.
V. Cumprir este Regulamento, e zelar por seu cumprimento por parte de todos os envolvidos.

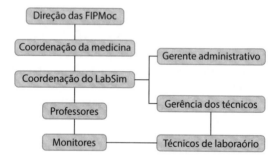

## Capítulo III ) Das Condições de Acesso e Permanência

**Art. 6º** – Docentes que não fazem parte do corpo docente do laboratório só podem utilizá-lo com a autorizacão da coordenação do LabSim e/ou da coordenação do curso, desde que não entrem em conflito com a proposta pedagógica do Laboratório e do curso de Medicina. O uso terá de ser agendado com antecedência, devidamente justificado, e deverá ter a presença de um professor do corpo docente ou da gerente admInistrativa. O uso deverá ocorrer em horario diferente das atividades rotineiras do laboratório. Deve ser feita uma lista dos materiais a serem utilizados, os quais serão conferidos antes e depois do uso; e o professor deverá assinar o termo de compromisso (anexo).

**Parágrafo único** – Alunos somente podem permanecer no LabSim na presença de um professor, um monitor ou um técnico responsável.

**Art. 7º** – O acesso ao LabSim só pode ocorrer mediante autorização da equipe técnica, coordenadores e/ou Direção da Faculdade.

**§ 1º** – Após autorizado, o docente, aluno ou técnico que queira ter acesso ou usar os ambientes do LabSim e usá-los deve cumprir os seguintes requisitos:

- usar bata ou jaleco, de propriedade pessoal, sempre em bom estado de conservação e de limpeza;
- acondicionar material pessoal (canetas, livros, celulares, entre outros) nos armários existentes na entrada do Laboratório;
- usar, exclusivamente, lápis do tipo grafite;
- zelar pelo bom uso e conservação dos equipamentos, móveis e materiais disponibilizados, assim como por sua organização e conservação;
- escrever exclusivamente em impressos fornecidos pelo professor.

**§ 2º** – Não é permitido alimentar-se, beber e fumar em qualquer dos ambientes do LabSim, assim como filmar ou fotografar os ambientes, manequins ou simuladores durante as simulações;

**§ 3º** – Não é permitido manipular os equipamentos sem a prévia autorização dos professores e/ou equipe do LabSim;

**Art. 8º** – Após a utilização de qualquer ambiente do LabSim, docentes, alunos e funcionários devem fazer o devido registro, especificando data, hora de entrada e de saída dos equipamentos e kits de materiais usados, e as eventuais faltas de equipamentos e materiais.

208 ■ Série Brasileira de Medicina de Emergência

## Capítulo IV ) Dos Equipamentos e Material de Consumo

**Art. 9º** – Todo o material de consumo bem como os kits necessários às diferentes práticas encontram-se armazenados nas respectivas salas, sob responsabilidade dos professores coordenadores e técnicos.

**Art. 10º** – Qualquer dano a todo e qualquer material permanente do LabSim deve ser comunicado imediatamente pelo aluno.

**Parágrafo único** – Caso o dano seja provocado por utilização incorreta dos equipamentos, o responsável deverá arcar financeiramente com a reposição dos itens avariados.

**Art. 11º** – Não é permitido mudar materiais e equipamentos do lugar em que se encontram sem a devida autorização do professor coordenador.

**Art. 12º** – Toda e qualquer necessidade de manutenção e/ou conserto decorrente de qualquer dano deverá ser imediatamente comunicada à Coordenação do LabSim.

## Capítulo V ) Dos Direitos, Deveres e Normas Disciplinares do Aluno Usuário

**Art. 13º** – Constituem direitos do aluno quando presente em atividades acadêmicas no LabSim:

I – utilizar as instalações que lhe forem destinadas e outras, com a devida autorização;

II – tomar conhecimento do cronograma de simulação proposto e previamente agendado pelos docentes responsáveis pela respectiva disciplina.

V – assinar o termo de consentimento para o ambiente simulador.

VI – ter acesso ao presente Regulamento e normas de utilização e de segurança dos materiais e equipamentos do Laboratório, e cumpri-los.

**Art. 14º** – São deveres do aluno:

**I** – seguir as orientações dos docentes relativas à realização das práticas e ao uso correto dos equipamentos e materiais de simulação;

**II** – respeitar as instruções do pessoal técnico do Hospital;

**III** – zelar pela preservação, conservação e asseio do ambiente simulador, nomeadamente no que diz respeito a instalações, material didático, mobiliário e demais espaços, fazendo uso adequado deles;

**IV** – zelar pelo patrimônio científico, cultural e material do LabSim;

**V** – manter-se com vestimenta pessoal e apropriada ao ambiente simulador;

**VI** – cumprir, com probidade, as tarefas acadêmicas determinadas pelo professor/facilitador dentro do LabSim;

**VII** – utilizar o material fornecido pelos técnicos do laboratório de forma correta e organizada;

**VIII** – tratar com respeito e atenção os colegas discentes, servidores técnico-administrativos e docentes, em qualquer dependência do LabSim;

**IX** – zelar pela normalidade dos trabalhos, cumprindo as regras de biossegurança e as definidas no presente Regulamento.

## Capítulo VI 〉 Dos Direitos, Deveres e Normas Disciplinares do Aluno Usuário

**Art. 15º** – O presente Regulamento complementa o Regimento Geral das Faculdades Integradas Pitágoras de Montes Claros, e pode ser alterado a qualquer momento, com vistas a introduzir melhorias no funcionamento do LabSim.

Este regulamento visa normatizar todo o funcionamento do LabSim FipMoc. Foi elaborado com base no Regulamento do Hospital Simulado da Escola da Saúde – Natal: Edunp, 2011. Universidade Pontiguar – RN

Montes Claros/novembro de 2016.

# AVALIAÇÃO DAS AULAS DE SIMULAÇÕES EM URGÊNCIA E EMERGÊNCIA

Nome do aluno (opcional): _____

Período: _____ Disciplina: _____

Professor: _____

Data: ____/____/____

1. Ambiente, recursos audiovisuais e materiais de simulação:
( ) Ótimo ( ) Bom ( ) Regular ( ) Insatisfatório

2. Programação das aulas:
( ) Ótimo ( ) Bom ( ) Regular ( ) Insatisfatório

3. Didática do professor:
( ) Ótima ( ) Boa ( ) Regular ( ) Insatisfatória

4. Aprendizado teórico adquirido:
( ) Ótimo ( ) Bom ( ) Regular ( ) Insatisfatório

5. Seu desempenho nas simulações:
( ) Ótimo ( ) Bom ( ) Regular ( ) Insatisfatório

6. Aproveitamento com as atividades de monitoria:
( ) Ótimo ( ) Bom ( ) Regular ( ) Insatisfatório

7. Críticas e sugestões:

Apêndices ■ 211

## ■ *CHECK LIST* DE SUPORTE BÁSICO DE VIDA EM ATENDIMENTO CARDIOVASCULAR

*Classificar conforme a execução em:*

| Ações | Sim | Não |
| --- | --- | --- |
| Observa a segurança da cena. | | |
| Testa a responsividade e respiração. | | |
| Aciona ajuda (192). | | |
| Inicia o atendimento com C-A-B. | | |
| Confere pulso central (5 a 10 s), como primeira ação. | | |
| Em caso de pulso ausente, inicia compressão torácica. | | |
| Localiza posição adequada para compressão. | | |
| Posiciona mãos de forma adequada. | | |
| Realiza compressão de forma adequada (depressão de 5 a 6 cm do esterno; frequência de, no mínimo, 100 a 120 min. e retorno completo do tórax). | | |
| Realiza compressão e ventilação de forma adequada 3:2. | | |
| Confere se o paciente ventila de forma quando ofertada ventilação; verifica o posicionamento adequado das mãos e máscara. | | |
| Aplica DEA da forma correta e obedece a comando. | | |
| Aplica desfibrilação, quando indicado. | | |
| Retorna às compressões imediatamente após defibrilação. | | |
| Quando não indicado choque, confere pulso ou retorna RCP. | | |
| Em caso de retorno à circulação espontânea (RCE), faz reavaliação (ABCDE). | | |
| Quuando ocorre RCE, coloca paciente em posição de recuperação. | | |

# 212 ■ Série Brasileira de Medicina de Emergência

## ■ PROVA PRÁTICA

Curso: Suporte Avançado no Trauma Data:____/____/____
Nome:_____
Valor 30 pontos:
- Postura, posicionamento, atitude (5 pontos)_____
- Proceder a sequência correta de atendimento, identificando e tratando no tempo correto as lesões com risco de vida imediato (5 pontos) _____
- Avaliação das habilidades (20 pontos) _____

| Item avaliativo | | Não | Parcial-mente | Sim | Nota |
|---|---|---|---|---|---|
| **Usou adequadamente EPI**<br>**Segurança**<br>**Monitorização** | 1 | | | | |
| **Abordou adequadamente vias aéreas**<br>Abertura e inspeção com proteção da coluna (1)<br>Oferta de O2 e uso da Guedel (se indicado) (1)<br>Avaliou situações de risco (face, pescoço,traqueia) (1) | 3 | | | | |
| **Indicou e procedeu com a Intubação**<br>Pré-oxigenou e checou o material, posicionou (1)<br>Fez as drogas na sequencia correta (1)<br>Usou adequadamente o material (laringo, tubo, balonete) (1)<br>Checou com a ausculta (1) | 4 | | | | |
| **Identificou e tratou adequadamente lesões torácicas**<br>Inspeção, palpação, percussão e ausculta (1)<br>**Descreveu o procedimento adequado ao caso (3)**<br>Descompressão com jelco<br>Curativo de 3 pontas<br>Tórax instável (O2, monitor, analgesia, imagem)<br>Drenagem torácica<br>Pericardiocentese<br>Caso sem lesão aparente | 4 | | | | |
| **Identificou e tratou adequadamente choque**<br>Exame físico diagnóstico (1)<br>Exame físico para localização (1)<br>Acesso venoso e reposição volêmica adequada (1) | 3 | | | | |
| **Identificou e conduziu adequadamente TCE**<br>Cálculo do Glasgow (2)<br>Avaliação do exame físico, pupilas, déficits (1) | 3 | | | | |
| **Avaliação geral (abdome, pelve, dorso, membros) com proteção a hipotermia** | 2 | | | | |

Em caso de morte devido a sequência incorreta ou a falha técnica, os itens relacionados serão zerados.

Apêndices ■ 213

## ■ FICHA DE AVALIAÇÃO

Urgência e Emergência 11° período - Ultrassom *Point of Care*

Nome:_____ Data: ___/___/___

*Itens avaliados:*

**1 – Preparo inicial do exame**
**- Ambiente:**
Garantiu luminosidade adequada: S____ N____
**Posicionamento**
Garantiu posicionamento correto do paciente: S____ N____
Garantiu posicionamento correto do examinador: S____ N____

**2 - Equipamento**
Conferiu se o aparelho está ligado corretamente: S____ N____
Escolheu o transdutor mais adequado para o exame: S____ N____
Conferiu disponibilidade de gel para realização do exame: S____ N____
Soube manusear corretamente o ganho: S____ N____
Soube manusear corretamente a profundidade: S____ N____
Soube manusear corretamente o foco: S____ N____
Soube congelar e dividir as imagens na tela para impressão
S____ N____

Observações: _____

_____

**3 – Realização do exame**
3.1 – Janela pericárdica
Posicionou o transdutor para realizar o corte correto: S____ N____
Posicionou o marcador do transdutor para o lado correto: S____ N____
Identificou o coração: S____ N____
Realizou o corte das 4 câmaras cardíacas: S____ N____
Identificou o local onde se encontrariam alterações: S____ N____
Informou alteração que seria encontrada em caso de derrame peri-
cárdico S____ N____
Informou alteração que seria encontrada em caso de tamponamento
cardíaco: S____ N____
Documentou corretamente: S____ N____

Observações: _____

_____

214 ■ Série Brasileira de Medicina de Emergência

**3.2** – Avaliação hemodinâmica
Informou corretamente o objetivo da avaliação dessa janela:
S____ N____
Posicionou o transdutor para realizar o corte correto: S____ N____
Posicionou o marcador do transdutor para o lado correto: S____ N____
Identificou a veia cava inferior: S____ N____
Informou a alteração que seria encontrada em caso de choque hipovolêmico, choque obstrutivo,choque cardiogênico: S____ N____
Documentou corretamente: S____ N____

Observações: _____

---

**3.3** – Janela hepatorrenal
Informou corretamente o objetivo da avaliação dessa janela:
S____ N____
Posicionou o transdutor para realizar o corte correto: S____ N____
Posicionou o marcador do transdutor para o lado correto: S____ N____
Identificou o fígado: S____ N____
Identificou o rim: S____ N____
Identificou o espaço de Morrison: S____ N____
Informou a alteração que seria encontrada em caso de hemoperitônio: S____ N____
Documentou corretamente: S____ N____

Observações: _____

---

**3.4** – Base pulmonar direita
Informou corretamente o objetivo da avaliação dessa janela:
S ____ N ____
Posicionou o transdutor para realizar o corte correto: S ____ N ____
Posicionou o marcador do transdutor para o lado correto: S ____ N ____
Identificou o fígado: S ____ N ____
Identificou o pulmão: S ____ N ____
Identificou o "sinal da cortina": S ____ N ____
Informou a alteração que seria encontrada em caso de derrame pleural: S ____ N ____
Documentou corretamente: S ____ N ____

Observações: _____

Apêndices ■ 215

**3.5** – Janela esplenorrenal
Informou corretamente o objetivo da avaliação dessa janela:
S____ N____
Posicionou o transdutor para realizar o corte correto: S____ N____
Posicionou o marcador do transdutor para o lado correto: S____ N____
Identificou o baço: S____ N____
Identificou o rim: S____ N____
Identificou o recesso esplenorrenal: S____ N____
Informou a alteração que seria encontrada em caso de hemoperitônio: S____ N____
Documentou corretamente: S____ N____

Observações: _____

---

**3.6** – Base pulmonar esquerda
Informou corretamente o objetivo da avaliação dessa janela:
S____ N____
Posicionou o transdutor para realizar o corte correto: S____ N____
Posicionou o marcador do transdutor para o lado correto: S____ N____
Identificou o baço: S____ N____
Identificou o pulmão: S____ N____
Identificou o "sinal da cortina": S____ N____
Informou a alteração que seria encontrada em caso de derrame pleural: S____ N____
Documentou corretamente: S____ N____

Observações: _____

---

**3.7** – Janela suprapúbica
Informou corretamente o objetivo da avaliação dessa janela:
S____ N____
Posicionou o transdutor para realizar o corte correto: S____ N____
Posicionou o marcador do transdutor para o lado correto: S____ N____
Identificou a bexiga no corte transversal: S____ N____
Identificou a bexiga no corte longitudinal: S____ N____
Informou a alteração que seria encontrada em caso de hemoperitônio: S____ N____
Documentou corretamente: S____ N____

Observações: _____

# 216 ■ Série Brasileira de Medicina de Emergência

**3.8 – Pulmão anterior**
Informou corretamente o objetivo da avaliação dessa janela: S____ N____
Posicionou o transdutor para realizar o corte correto: S____ N____
Posicionou o marcador do transdutor para o lado correto: S____ N____
Identificou a linha pleural: S____ N____
Identificou o deslizamento pleural: S____ N____
Soube utilizar o modo "M": S____ N____
Identificou o "sinal da praia": S____ N____
Informou a alteração que seria encontrada em caso de pneumotórax: S____ N____
Identificou as linhas "A": S____ N____
Informou a alteração que seria encontrada em caso de edema intersticial (linhas B): S____ N____
Documentou corretamente: S____ N____

Observações: _____

---

## ■ TERMO DE EMPRÉSTIMO DE MATERIAL

Declaro assumir total responsabilidade em relação aos materiais, equipamentos e mobiliários abaixo discriminados. Assim, estou ciente de que devo ressarcir os valores correspondentes para o LabSim, caso ocorra o extravio, quebra ou estrago desses materiais.
Credor: LabSim
Devedor:_____

| Quantidade | Unidade | Descrição | Marca | Situação |
|---|---|---|---|---|
|  |  |  |  |  |
|  |  |  |  |  |
|  |  |  |  |  |
|  |  |  |  |  |
|  |  |  |  |  |
|  |  |  |  |  |
|  |  |  |  |  |

Montes Claros, _____, _____de 20__.

---

Assinatura devedor                    Assinatura responsável LabSim

# ■ AGENDAMENTO DE USO LabSim

| Dados de Identificação | | | |
|---|---|---|---|
| Curso: | | Hora de início: | |
| Data: | | Hora de término: | |
| Disciplina: | | N° de alunos: | |
| Docente: | | | |
| Telefone docente: | | | |

| Sala | Estação 1 | Estação 2 | CTI |
|---|---|---|---|
| | | | |

| Solicitação de Materiais e Equipamentos | | |
|---|---|---|
| Discriminação | Quantidade | Observação |
| | | |
| | | |
| | | |
| | | |
| | | |
| | | |
| | | |
| | | |
| | | |
| | | |
| | | |
| | | |

Montes Claros, _____, _____de 20__.


_____       _____

Assinatura responsável solicitção      Assinatura responsável LabSim

218 ■ Série Brasileira de Medicina de Emergência

## ■ TERMO DE CIÊNCIA DE USO DO LABORATÓRIO

Eu, _____,
discente do Curso _____,
estou ciente das normas de uso do Laboratório de Simulação – LabSim, abaixo transcritas. Este termo de responsabilidade é válido como autorização para utilização das salas.

São obrigações do usuário do LabSim:
- Usar o uniforme.
- Não adentrá-lo portando consigo alimentos, bebidas, bolsas, mochilas (e similares).
- Não usar caneta, usar somente lápis e/ou lapiseira.
- Zelar pelo material.
- Manter a sala limpa.
- Usar os Equipamentos de Proteção Individual, necessários a cada atividade.
- Não manipular os manequins e nenhum equipamento sem autorização do professor.
- Assinar o caderno de frequência, ao realizar suas atividades.
- Utilizar as imagens desse espaço (fotos e vídeos) apenas para fins didáticos e com autorização do professor.

Montes Claros, _____, _____de 20__.


_____
Assinatura do estudante

# Índice Remissivo

## A

Acidose metabólica, 103

Advanced Cardiovascular Life Support (ACLS), 69

*Advanced Trauma Life Support* (ATLS), 23
prática de choque do, 64

Analgésicos, 37

Anamnese direcionada SAMPLE, 107

Antiarrítmicos, 94

Antidepressivo tricíclico amitriptilina, intoxicação por, 189

Asma grave, 182

Aspiração das vias aéreas, 29

Assistolia, 102

Atividade elétrica sem pulso, 102, 103

Ausculta, 52

Avaliação
da ventilação e trauma torácico, 49
do suporte avançado, 95
neurológica e exposição no trauma, 65

## B

Bloqueadores neuromusculares, 38

Bradiarritmia(s), 167
sintomática, 169

Bradicardias sintomáticas no PS para não especialistas, 173

## C

Cânula
nasal, 27
orofaríngea, 26, 28

Carbamato ("chumbinho"), intoxicação por, 193

Cardioversão elétrica sincronizada, 166

Cardioversor, 166

Cateter nasal, 31

*Checklist*, 20

Choque, 24, 62
hemorrágico, 63
prática no ATLS, 64

Circulação, 62

Cocaína, intoxicação por, 156

Combitubo e estilete luminoso, 44

Controle
direcionado de temperatura (CDT), 93
glicêmico no pós-PCR, 94

Corredor de acesso ao CTI e centro cirúrgico, 11

Cricotireoidostomia, 45
cirúrgica, 47
complicações da, 48
por punção, 46
complicações da, 48

Curativo de três pontas, 54

## D

*Debriefing*, 17, 22, 153, 154
análise, 22

220 ■ Série Brasileira de Medicina de Emergência

descrição, 22
realizando o, 21
regras do, 17
síntese, 22
Desfibrilação, 79
Dispositivo
bolsa-valva-máscara com
reservatório, 34
externo automático (DEA), 79
Dissecção aórtica
aguda, 117, 120
diagnóstico de, 119
Dor torácica, 115, 135
Drenagem torácica, 56
Drogas para intubação, 37

## ■ E

Edema agudo de pulmão
hipertensivo, 177
Educação médica, 1
baseada em simulação, 1
Elaborando um caso clínico, 15
Elevação do mento, 27, 28
Emergência(s), 3
em pediatria, 197
hipertensiva, 175

## ■ F

Fibrilação ventricular (FV), 98
fina, 98
grosseira, 98
Fibrinólise, 142
Fibrobroncoscopia, 45
Fio-guia, tubo orotraqueal, 34
Foco do sangramento, 63

## ■ G

Guia introdutor de intubação
(Bougie), 44

## ■ H

Habilidades, 13
Hemodinâmica, 93
Hemotórax maciço, 55
Hipercalemia, 103
Hipnóticos, 38

## ■ I

Incapacidade de ventilação
espontânea por parte do
paciente, 35
Inspeção, 52
Insuficiência respiratória
aguda, 180
na asma grave, 182
Intoxicação(ões)
exógenas, 187, 188
por antidepressivo tricíclico
amitriptilina, 188
por carbamato
("chumbinho"), 193
por cocaína, 156
Intubação
difícil, preditores de, 42
drogas para, 37
orotraqueal, 20, 35
em avaliação prática, 20
retrógrada, 45
traqueal difícil, 41

## ■ L

LabSim, estrutura do, 5
Lâminas retas-Miller e curvas-
Macintosh, 33

Índice Remissivo ■ 221

Laringoscopia, 39
  difícil, 41
Laringoscópio, 33

## ■ M

Manequim com máscara de
  oxigênio de alto fluxo, 34
Manequim
  computadorizados de alta
    tecnologia, 7
  para treinar punção venosa
    periférica e suporte
    ventilatório, 7
  real, uso de, 16
Manobra
  de BURP, 40
  de elevação do ângulo da
    mandíbula (*jawthrust*), 78
  de hiperextensão da cabeça
    e elevação do queixo
    (*chin lift*), 78
  de Sellick, 40
  do C-E, 79
Marca-passo transcutâneo, 172
Máscara
  de alto fluxo, 26
  laríngea, 44
Mobiliário, 8
Monitor/desfibrilador
  cardíaco, 100

## ■ P

Painel de gases, 27
Palpação, 52
Parada cardiorrespiratória
  ritmos
    chocáveis de, 96
    não chocáveis de, 101
Paralisia de indução, 37
Pediatria, emergências em, 197

Percussão, 52
Pericardiocentese, 60
Pneumotórax
  aberto, 53
  hipertensivo, 51
Posicionamento de pás, 99
Preparo do material para uma
  estação, 14

## ■ R

RCP
  com dois socorristas, 79
  de alta qualidade, 78
Regras do *debriefing*, 17
Ritmos
  chocáveis de parada
    cardiorrespiratória, 97
  de PCR, 70
  não chocáveis de parada
    cardiorrespiratória, 102

## ■ S

Sala de simulação
  de centro cirúrgico, 10
  de CTI, 10
  de ginecologia e
    obstetrícia, 11, 12
  de suporte avançado de vida
    e trauma, 9
  de urgências
    pediátricas, 11, 12
Salas de escovação e
  paramentação e sutura, 11
Simulação, 1
  avaliando o estudante na, 19
  no ensino de habilidades
    e treinamento de
    protocolos, 13
Simuladores, 2
Síndrome coronariana
  aguda, 131

# 222 ■ Série Brasileira de Medicina de Emergência

Suporte
avançado de vida
no adulto, 70, 82
sala de simulação de, 9
básico de vida (SBV), 77
casos clínicos de, 72
no adulto, 70, 71

## ■ T

Tamponamento cardíaco, 59

Taquiarritmias, 154, 163
com pulso no PS para não
especialistas, 164

Taquicardia ventricular sem
pulso, 99

Técnicas
de simulação, 2
não invasivas trabalhadas
na simulação, 27
invasivas de obtenção
e manutenção da
permeabilidade das vias
aéreas, 32
não invasivas de obtenção
e manutenção da
permeabilidade das vias
aéreas, 25

*TIMI-risk*, 138

Toracocentese de alívio, 52

Tórax, 24
instável, 57

TPSV, 159

Tração da mandíbula, 28

Trauma, 67

Traumatismo cranioencefálico
(TCE), 24, 65

Tromboembolismo
pulmonar, 124
estável, 120
maciço instável, 126

Tubo
endotraqueal, 34
laríngeo, 44
orotraqueal, 40

TV com pulso instável, 161

## ■ U

Ultrassom, 200

Ultrassonografia
*Point-of-Care*, 199

Unidade avançada de
simulação, 9

Urgência(s), 3
cardiológicas, 115
clínicas no adulto, 175
pediátricas, sala de
simulação de, 11, 12

## ■ V

Ventilação
com dispositivo bolsa-valva-
máscara, 30
difícil preditores de, 42
sob máscara difícil, 41

Via(s) aérea(s), 23-25
difícil, 41
em risco, 35

Videolaringoscopia, 45

Videolaringoscópios, 44